让关节“活”起来

——人工膝关节 100 问

第 2 版

林剑浩　李儒军　编著

科学出版社

北　京

内 容 简 介

本书是关于人工膝关节置换和常见膝关节疾病的科普读物。全书分为4篇，分别为了解关节疾病、走近人工膝关节置换、人工膝关节置换术后康复、出院后常见问题和对策。通过对患者经常遇到的100个问题进行解答，通俗地讲述了几种常见膝关节疾病的表现、治疗和人工膝关节置换的术前、术后常见问题和注意事项等知识，并配以插图，以易于理解。

希望本书能让您对常见膝关节疾病和人工膝关节置换有大致的了解和认识。

图书在版编目（CIP）数据

让关节"活"起来：人工膝关节100问 / 林剑浩，李儒军编著．—2版．—北京：科学出版社，2020.8

ISBN 978-7-03-065853-1

Ⅰ．①让… Ⅱ．①林… ②李… Ⅲ．①人工关节－髋关节置换术－问题解答 Ⅳ．①R687.4-44

中国版本图书馆CIP数据核字（2020）第148643号

责任编辑：杨卫华 / 责任校对：杨 赛
责任印制：赵 博 / 封面设计：龙 岩

科学出版社 出版
北京东黄城根北街16号
邮政编码：100717
http://www.sciencep.com
北京天宇星印刷厂印刷
科学出版社发行 各地新华书店经销
*
2020年8月第 一 版 开本：890×1240 1/32
2025年4月第四次印刷 印张：3 5/8
字数：100 000

定价：39.00元

（如有印装质量问题，我社负责调换）

前　言

自 20 世纪 60 ～ 70 年代，随着现代人工髋、膝关节假体的发展和应用，人工关节置换被越来越广泛地应用于临床，为数以千万计的晚期关节病患者解除了病痛，在临床上获得极大的成功。因此，人工关节置换被誉为 20 世纪最伟大的医学发明之一。

从 20 世纪 80 年代开始，在吕厚山教授等老一辈关节外科医生的引领和推动下，人工膝关节在我国逐渐普及。据统计，目前我国每年接受膝关节置换的患者超过 10 万例。然而，广大的膝关节疾病患者对膝关节病和人工膝关节置换手术可能并不十分了解。例如，膝关节疾病是怎么回事？应该怎样治疗？人工膝关节置换是怎么回事？什么情况下应该考虑进行膝关节置换手术？手术效果怎么样？人工关节能用多少年？手术后应该怎样进行康复锻炼？手术后哪些表现是正常的，哪些表现需要及时就医？手术后有哪些注意事项？

了解以上知识，对于膝关节病患者，尤其是即将或已经接受人工膝关节置换的患者非常必要。因此，我们编写了这本关于常见膝关节病和人工膝关节置换的科普读物。

针对诊疗技术的发展及临床上患者向我们提出的问题，我们在第 1 版的基础上对本书的内容进行了修订；同时，也对文字和图片进行了调整，使内容尽可能简洁明了，力求让本书内容科学、准确，通俗易懂，且贴近患者的实际需要。

本书难免存在不当之处，恳请广大读者批评指正！希望本书能成为一本您愿意读、能读懂的书。

编著者

2020 年 2 月于北京

目　　录

第一篇　了解关节疾病

第二篇 走近人工膝关节置换

第三篇　人工膝关节置换术后康复

第四篇 出院后常见问题和对策

第一篇

了解关节疾病

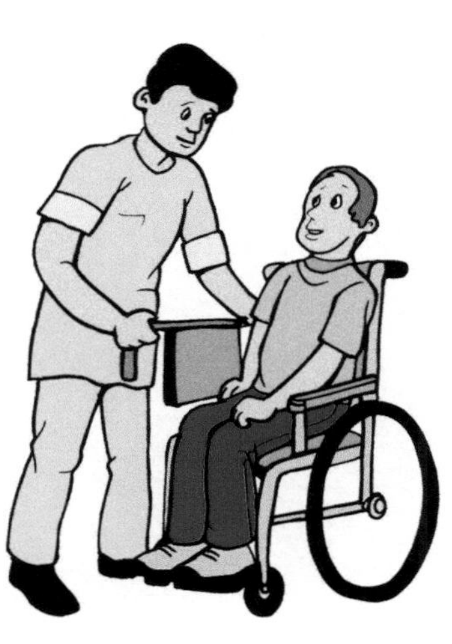

1 正常膝关节是如何工作的？

膝关节是全身最大的关节。我们每天的日常活动都离不开膝关节的正常功能。

膝关节由三块骨组成：大腿骨（股骨）的下端构成了膝关节的上面部分；小腿骨（胫骨）的上端构成了膝关节的下面部分；另外，膝盖前面还有一块小而扁的骨（髌骨）构成了膝关节的前面部分。随着膝关节的屈伸活动，髌骨在股骨表面特定的轨道上下移动（图 1-1）。膝关节周围有坚强的韧带将这三块骨连接在一起，以保持关节的稳定性。大腿前面和后面都有肌肉组织为膝关节提供动力。通过韧带和肌肉的作用，这三块骨之间能够进行平滑均匀的活动。

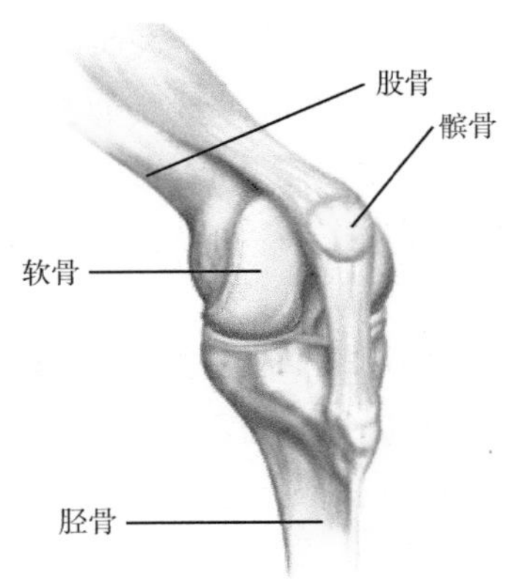

图 1-1　膝关节示意图

构成关节的骨表面都覆盖有一层数毫米厚、光滑如镜且有弹性的软骨，它起到缓冲关节受力和减少磨损的作用。在股骨和胫骨关节面之间，内外侧各有一个环形的软垫，称为半月板，就像高压锅锅盖上的“套圈”，起到稳定和缓冲作用。除此之外，关节腔的其他部位内壁都由一薄层衬里覆盖，称为滑膜，其分泌特殊的液体用以润滑关节。

膝关节的周围有坚强的韧带加固，以保证膝关节的稳定性，主要的韧带有侧方的内、外侧副韧带和关节内的前、后交叉韧带；还有丰富的肌肉、肌腱组织，为膝关节的运动提供动力，其中最重要的是股四头肌，它是大腿前方的肌肉，通过髌骨作为支点，带动膝关节进行伸膝运动。

正常关节各个组成部分之间协调得非常好，但疾病或外伤可以打破这种协调，导致疼痛、肌肉萎缩和功能丧失。

2 什么是骨关节炎？

骨关节炎是关节炎中最常见的类型，又称为退行性关节炎，是以关节内软骨变性及破坏、关节边缘及软骨下的骨质过度增生为特点的中老年人常见病，65 岁以上老年人有超过 50% 患有此病，据估计，目前我国骨关节炎患者超过 1 亿人。骨关节炎可以被通俗地理解为关节的"老化"、退变，从这个角度来讲，骨关节炎其实不算"病"，而是如随着年龄的增长发生的头发变白、牙齿松动一样的自然"老化"现象，但它又的确是一种疾病，因为它会给患者带来极大的痛苦，甚至使患者丧失运动功能。

人体所有关节内几乎都有一个起软垫或避震器作用的"装置"，这个装置就是软骨。软骨弹性极强，覆盖和保护骨的末端，用以应对生活中的跳跃、摩擦等动作。软骨在人年轻时是正常的，但随着年龄的增长，软骨会逐渐发生退变甚至消失。失去了软骨的保护，关节就会发生骨与骨之间直接的摩擦碰撞，患者会感到关节疼痛、肿胀。同时，在骨与骨之间的直接摩擦刺激下，关节会向旁边增生形成骨刺，从而使其活动受到影响（图 2-1）。

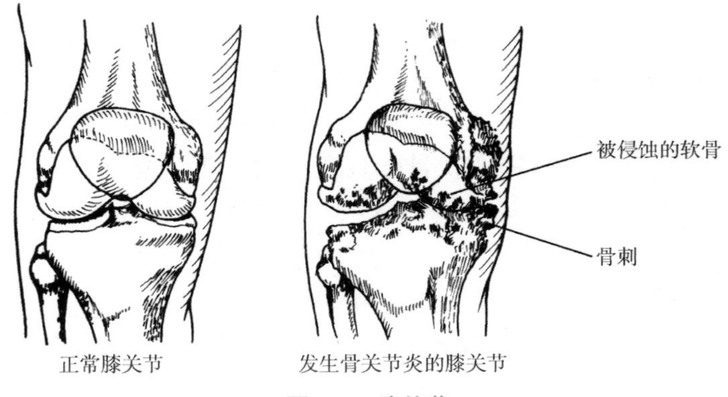

图 2-1 膝关节

· 骨关节炎本质是关节的退变、“老化”。
· 发生骨关节炎的关节最主要的改变是关节软骨的退化、变薄，甚至消失。

3 为什么会得骨关节炎?

骨关节炎的病因尚不清楚，可能与以下几种因素相关。

（1）年龄：年龄越大，软骨及周围肌肉退变的程度也就越大；一般是老年人才会有骨关节炎，年轻人很少会患骨关节炎。

（2）性别：女性患骨关节炎的风险更高，发病率为男性的 2 ～ 3 倍。

（3）肥胖：体重过重增加了关节的负荷，从而增加了软骨破坏的风险。

（4）损伤：有关节损伤，如扭伤、脱位、韧带损伤、半月板损伤、关节骨折等病史。

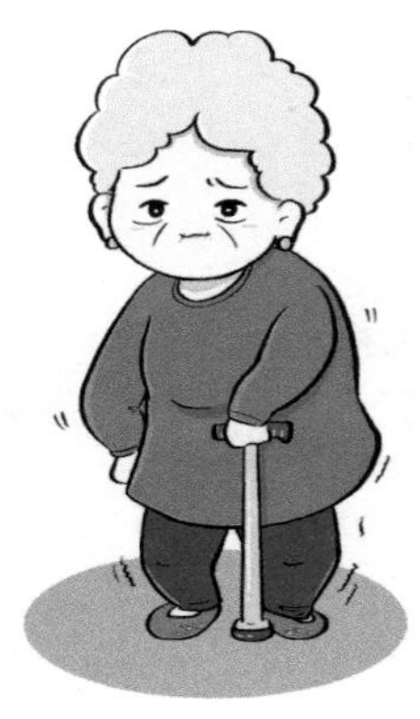

（5）膝关节畸形：如“O”形腿、“X”形腿、畸形导致膝关节受力不均，局部应力集中，从而增加了软骨破坏、退化的风险。

（6）遗传：有些家族可能有软骨的缺陷，但这些导致软骨的真正损害一般到年老之后才会表现出来。

（7）其他类型的关节炎：造成关节损伤并最终导致骨关节炎的发生。

“胖老太太”是骨关节炎的高危人群，这里面包含了骨关节炎的三大危险因素：“胖”——肥胖；“老”——年龄大；“太太”——女性。因此，这类人群尤其需提高警惕，一方面要注意预防骨关节炎的发生；另一方面，如果出现了关节疼痛、僵硬等类似骨关节炎的症状，应及时就医。

4 骨关节炎有哪些表现？

骨关节炎的症状通常发展缓慢，最常见的症状是关节疼痛和僵硬，这种疼痛和僵硬感在久坐后活动时明显，可于活动后有所缓解，但过度活动后又会导致症状加重。

骨关节炎可累及全身多个关节，常见的部位包括膝、腰椎和手，其他部位的关节也可累及，包括颈椎、髋、足等。其中，对人影响最大的是膝和腰椎的骨关节炎。这两个部位的骨关节炎不仅受累的人群多，而且对人的生活影响也较大。

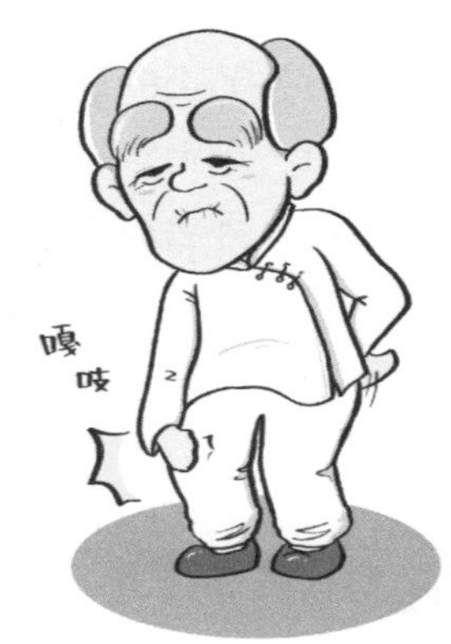

膝关节炎的常见症状包括：①关节疼痛，尤其是活动关节时，如上下楼梯时；②僵硬，不再像以前那样灵活自如；③肿胀，有时还可

以听到肿大的关节内有骨与骨摩擦的声音。

腰椎的骨关节炎（又称为腰椎退变），最主要的症状是腰背痛。由于发自腰部的腿部神经受影响，腰椎骨关节炎还会引起腿部的症状，如腿麻、腿部放射痛（典型的放射痛表现为大腿根后部放射至脚后跟的疼痛）、腿部发沉无力等。

至于手指的骨关节炎，通常会造成晨间僵硬，手指不能灵活弯曲。但是，中国人的病情多半比西方人要缓和，通常可以用药物治疗，不需要考虑手术。

髋部的骨关节炎相对较少，而且多继发于其他髋关节病变，如髋臼发育不良、髋关节撞击综合征、强直性脊柱炎、类风湿关节炎等。

- 骨关节炎最主要的表现是关节疼痛和发僵。
- 如果因为受凉、使用过度等原因并发滑膜炎时，还会出现关节肿胀。

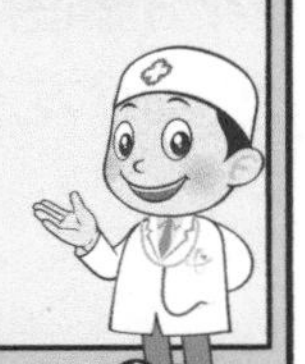

5 得了骨关节炎该怎么办？

陈老师年逾七十，两个膝盖有骨关节炎多年，但控制得不错，也一直坚持锻炼，每天都会去北京展览馆广场扭秧歌。最近感觉到两个膝盖酸痛不已，陈老师以为多活动活动就会好起来，但这两天，连行走都变得困难了。医生检查后诊断为双膝关节骨关节炎，关节腔有积液。为此，陈老师特地来到笔者所在医院骨关节科进行咨询。

骨关节炎是一种慢性病，疾病进展慢、病程长。因此，骨关节炎的治疗在很大程度上依赖于患者的自我管理。什么是疾病的自我管理？就是患者自己对所患疾病进行管理，包括了解该病是怎么回事、应该怎么治疗，日常生活中该如何调整，什么时候需要就医等。

对于骨关节炎患者来说，需要了解骨关节炎到底是怎样一种疾病、规范的治疗方案是怎样的、如何调整饮食和控制体重、怎样进行合理的运动锻炼、如何规范地用药，以及如何应对和控制关节疼痛。后面我们将一一进行详述。

6 骨关节炎该怎么治疗?

骨关节炎作为一种常见病，世界各国的临床医生和学者已经针对其治疗方案进行了多年的研究，早已根据骨关节炎严重程度制订了一套规范的治疗方案（图 6-1）。

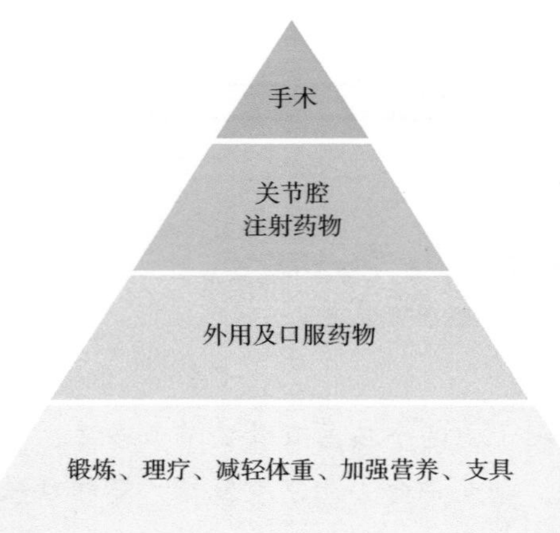

图 6-1　骨关节炎的"阶梯化"治疗

对患者健康宣教、控制体重、锻炼、理疗等是骨关节炎治疗的基石，症状明显的患者配合使用药物，少数病情严重的患者可以采用手术治疗。

（1）药物治疗：具体见问题 9。

（2）手术治疗：包括关节镜下修整、关节截骨矫形、单髁置换、全膝关节表面置换等。半月板撕裂或游离体伴有关节绞锁、打软等机械症状时可考虑进行关节镜下修整；关节内、外翻畸形的较年轻（一般为55岁以下）患者可考虑行截骨矫形；对于年龄较大（一般为60岁以上）、病情严重的患者可考虑行关节置换手术。

- 大多数骨关节炎患者通过健康宣教、控制体重、锻炼、理疗等可以控制病情。
- 症状明显的患者可配合使用药物。
- 少数病情严重的患者可以采用手术治疗。

7 得了骨关节炎该怎样健康饮食和控制体重？

体重的管理是骨关节炎患者自我管理中非常重要的一环。体重超标的骨关节炎患者一定要努力减轻体重。

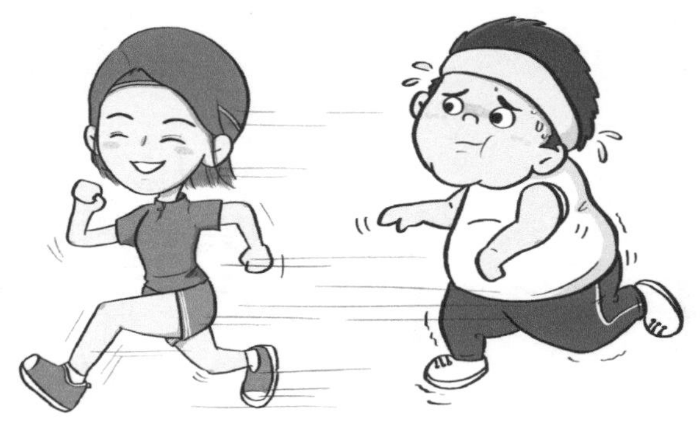

（1）超重的危害：①直接增加膝关节等下肢关节的负担，增加骨关节炎发生的风险；②导致骨关节炎更快地进展；③加重骨关节炎的症状。

也就是说，超重的骨关节炎患者，通过减轻体重，可以延缓骨关节炎疾病的发展及减轻骨关节炎的疼痛等症状。

（2）体重的控制：一是要健康饮食；二是要进行合理的运动锻炼，即“管住嘴，迈开腿”。

1）健康饮食：①早餐多吃，晚餐少吃；②多吃水果、蔬菜，补充足够的蛋白质（鸡蛋、鱼、瘦肉等），限制糖类（主食、甜食）。

2）合理的运动锻炼：见问题8。

8 得了骨关节炎该怎样进行运动锻炼？

除非是骨关节炎急性期、关节肿胀时需要限制活动外，骨关节炎患者应积极地进行运动锻炼。适当的运动不仅能防止肌肉萎缩、延缓关节退变的进展，更重要的是对“三高”（高血压、高血脂、高血糖）及心脑血管疾病等都具有防治作用。

（1）关节活动范围锻炼：膝关节伸直和打弯练习。

（2）肌肉锻炼

1）股四头肌锻炼（勾脚抬腿锻炼）：勾脚尖，蹬脚后跟，尽量将腿绷直，抬腿，坚持5～10秒，放下。10个一组，建议每天进行10组左右（图8-1）。

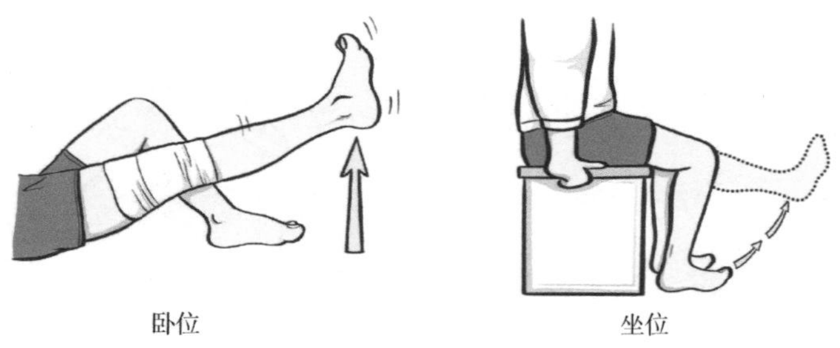

图8-1 勾脚抬腿锻炼

2）臀中肌锻炼（侧抬腿锻炼）：侧卧，将腿绷直，向侧方将腿抬起，坚持 5 ～ 10 秒，放下。10 个一组，建议每天进行 10 组左右（图 8-2）。

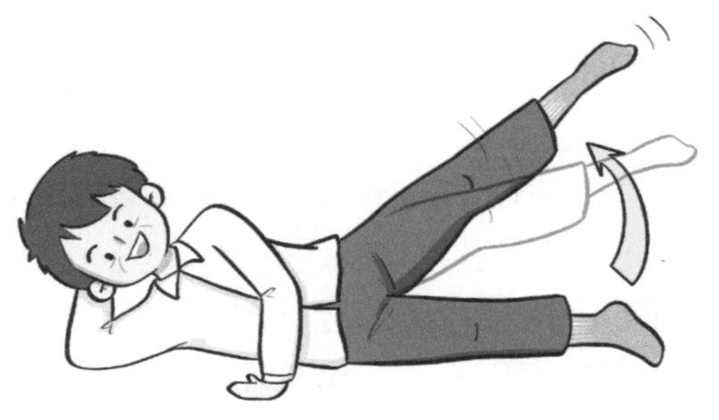

图 8-2 臀中肌锻炼（侧抬腿锻炼）

（3）耐力锻炼：选择一种适合自己的运动方式循序渐进，持之以恒。刚开始锻炼时运动量不要太大，须逐渐加量，最终达到目标量：每天 30 分钟（如果关节不能完成单次 30 分钟，可以分 2 ～ 3 次进行），每周 3 ～ 5 天。

1）步行：简单易行，是耐力锻炼的首选。

2）骑车 / 健身车（静态自行车）：非负重锻炼。

3）游泳：膝关节不好的患者，建议自由泳，不建议蛙泳。

（4）应尽量减少或避免的活动：登山、上下楼梯、蹲下起立、提重物、超出关节承受能力的长距离行走。

（5）骨关节炎患者在进行走路锻炼时可以适当借助辅助工具，具体如下：

1）拐杖：可以帮助患者减轻髋、膝等关节的负担，需要注意的是，应将拐杖拄在健侧。

2）佩戴支具：膝关节骨关节炎患者可尝试佩戴关节支具（图 8-3）或护膝保护。支具具有稳定关节的作用，特殊类型的支具还可以矫正膝关节的畸形，减轻膝关节局部的负担。

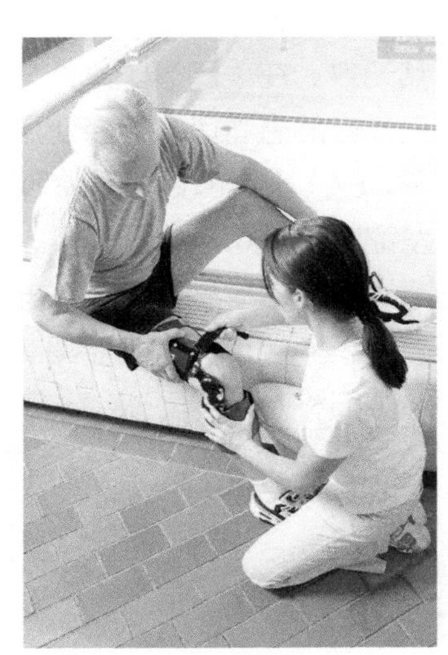

图 8-3 关节支具

9 治疗骨关节炎常用的药物有哪些?

总的来说，目前对于骨关节炎尚缺乏有效、能逆转病情的药物。对于骨关节炎，临床上常用的药物如下。

（1）消炎止痛药（非甾体抗炎药）：如双氯芬酸、布洛芬、利培酮、塞来昔布等。这类药物有口服的，也有外用的，是各种版本骨关节炎治疗指南的“一线用药”。骨关节炎不仅是关节退变疾病，还是一种炎症性疾病（无菌性炎症）。非甾体抗炎药可以抑制骨关节炎的炎症反应，一般在关节疼痛较重或关节肿胀急性加重期应用，但需要在医生指导下使用。该类药物的主要副作用是胃肠道黏膜损害，有消化道溃疡的患者尤其需要慎重使用。

（2）阿片类药物：如羟考酮、曲马多（奇曼丁）等。此类药物有口服和外用贴剂两种剂型。止痛效果较非甾体抗炎药强，主要针对中等程度以上的慢性疼痛。疼痛较严重、使用非甾体抗炎药效果不好的患者可以配合使用该类药物，主要不良反应是头晕、恶心、呕吐。

（3）氨基葡萄糖：疗效不确切。有的研究报道其有效，但有的报道其无效。在美国等国家作为一种保健品在使用。对于服用后没有明显不良反应的患者可以选择使用。

（4）玻璃酸钠：为关节腔注射用药，起润滑关节的作用。关节僵硬、发涩的患者可以选择使用，但是有关节积液的患者不宜使用。

（5）糖皮质激素：局部注射。效果明显，但应限制使用。关节炎急性加重期使用可以明显缓解炎症、减轻症状，但反复使用可能会对关节造成损害。

（6）中药膏：一般都有活血化瘀成分，关节肿胀积液期不建议使用。

· 非甾体抗炎药是骨关节炎治疗的主要药物，可以在症状明显时选用。

· 关节腔注射糖皮质激素在关节炎急性加重期使用可以明显缓解炎症、减轻症状，但使用时需慎重。

10 骨关节炎疼痛怎么办?

疼痛是骨关节炎的最主要症状。在日常生活和运动锻炼过程中不可避免地会遇到关节疼痛的情况。怎样平衡好关节疼痛与运动锻炼呢?

首先，需要学会对关节疼痛程度进行自评：VAS 评分（图 10-1），0 分表示没有疼痛，10 分表示剧痛、最严重的疼痛，根据疼痛情况对关节疼痛程度进行评分。

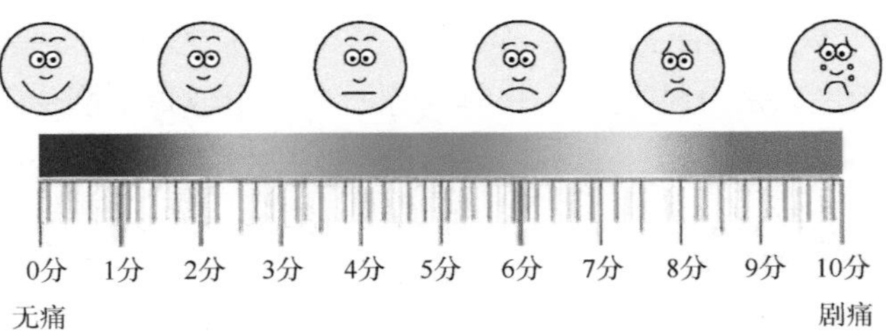

图 10-1　疼痛的 VAS 评分

在日常生活和运动锻炼中，2 分以下的疼痛是安全的，2 ～ 5 分的疼痛及 24 小时内可以缓解的疼痛是可以接受的。如果疼痛超过 5 分，则提示不安全，需要对运动量进行调整（图 10-2）。

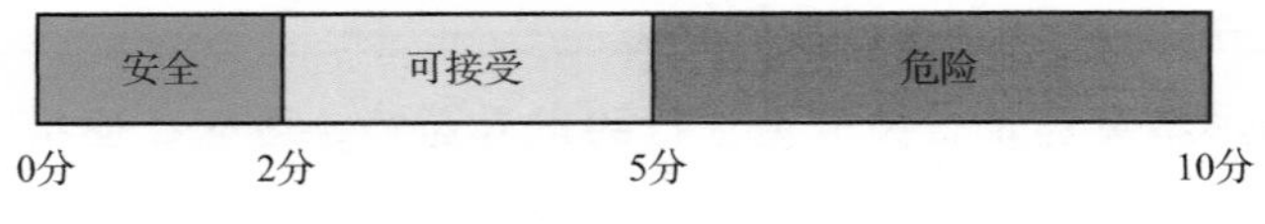

图 10-2　VAS 评分所对应的危险程度

缓解疼痛的方法：①休息；②冰敷；③如果24小时内疼痛仍未缓解，则可以辅助使用非甾体抗炎药。

11 骨刺是怎么回事？是不是把骨刺去掉骨关节炎就治好了？

骨刺就是骨质增生，是关节退变，也是骨关节炎的表现之一。随着年龄的增长，几乎所有人都不可避免地会出现骨质增生和骨关节炎，其中以膝关节、手部关节，以及颈椎和腰椎最为多见。

很多人一看见X线片的检查报告显示自己有骨质增生就担心得不得了，到了“谈骨质增生色变”的程度。其实，骨质增生是很普遍的现象，而且骨质增生只是一种表象，并非病源所在。形成骨质增生的原因在于关节的稳定性下降，关节周围的肌肉、韧带等软组织不足以维持关节的良好稳定性，为了保持稳定，人体会在关节周围“代偿性”地生长出一些“骨头”（即骨刺）来增强关节的稳定性。所以，长骨刺实际上是人体的一种保护措施，是对关节不稳、肌肉力量薄弱的一种调节，目的是为了增强关节的稳定性。骨关节炎的治疗也不是单纯地把骨刺去掉这么简单。如果关节的稳定性没有恢复，骨刺去掉后还会再长。

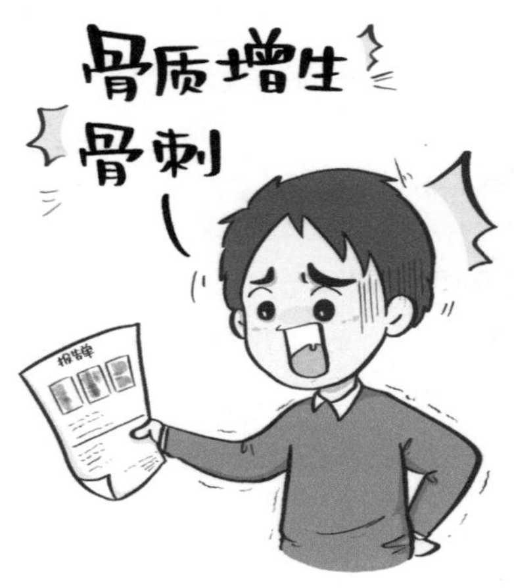

· 关节退变伴发的骨刺是关节退变的正常反应，目的是为了增加关节的稳定性。

· 去掉骨刺并不能治疗骨关节炎。

12 什么是类风湿关节炎?

人体能活动的关节多数都有内衬——滑膜，好比篮球或排球的内胆，包绕着关节，能分泌关节液，起到润滑和营养的作用。患了类风湿关节炎之后，滑膜有了炎症，会将软骨、骨等一点点“吃掉”，而且损害关节周围的肌肉、韧带，最终导致关节残疾（图 12-1）。在整个过程中还会损害身体其他器官，所以它是一种全身性疾病。类风湿关节炎十分常见，以年轻女性多见，但也会发生于儿童和老年人。

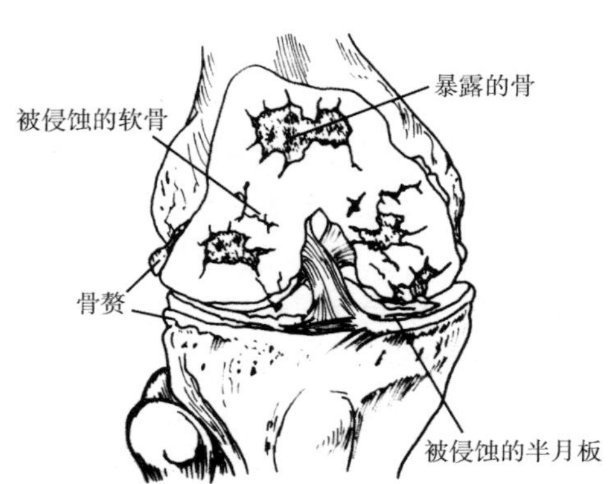

图 12-1 类风湿关节炎示意图

目前还不清楚类风湿关节炎的确切病因，可能和遗传基因、内分泌、感染、风寒和湿冷气候等因素有关。

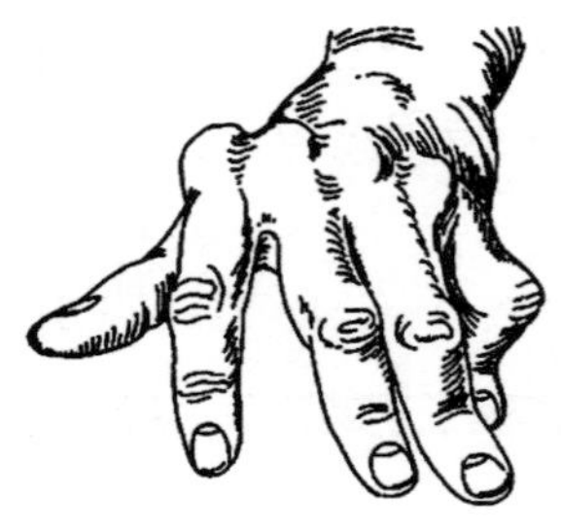
图 12-2 类风湿关节炎患者手的畸形

类风湿关节炎常见的症状有晨起后关节僵硬，活动不便，特别是手和脚；手和脚的许多小关节对称性发病，出现红、肿、热、痛的症状；有些患者双手出现畸形改变（图 12-2）。

另外，在经常受压或摩擦部位的皮下（如肘部）出现无痛肿块，还可以有其他器官损害之后的表现。

在检验检查方面，类风湿因子（RF）常呈阳性，但 RF 阴性也不能除外类风湿关节炎，还有轻度贫血、红细胞沉降率加快等。

类风湿关节炎通常会有 6 ～ 8 年的活跃期，然后症状减轻。根据笔者所在医院骨关节科的经验，部分 60 岁以后才患病的类风湿关节炎患者，其症状通常较年轻患者轻微，也有更长的缓解期。在类风湿关节炎患者中，每 10 个人就有 1 人在第一次发作后便进入缓解期，此后再也没有出现任何症状。

对类风湿关节炎患者需要综合分析病史，并进行体格检查、实验室检查和影像学检查才能准确诊断。

13 得了类风湿关节炎怎么办?

类风湿关节炎早确诊、早治疗，相应的效果就越好。对类风湿关节炎的积极规范化、个体化药物治疗可以控制病情进展，保护关节功能。通常用于治疗类风湿关节炎的药物有非甾体抗炎药物、慢作用缓解病情的药物（如来氟米特）、激素和生物反应调节剂四类。

有的类风湿关节炎，特别是幼年类风湿关节炎，一般病情进展较快，在尽早进行规范治疗的同时，应避免膝关节发生挛缩畸形甚至关节“融合”。

在类风湿关节炎滑膜破坏的早期进行滑膜切除术可以有效预防关节

畸形。关节畸形严重、功能低下，X 线片显示关节间隙明显狭窄时可以进行关节置换术，以改善关节外观及功能。

14 什么是强直性脊柱炎?

脊柱，也就是人们通常所说的大梁骨，正如其名，是人体的“顶梁柱”，是最重要的支撑结构，但同时又有一定的弯曲度和活动度，尤其是颈部和腰部，使人体能够完成各种动作。而强直性脊柱炎是一种可累及多个器官的自身免疫性疾病，主要侵犯脊柱，使脊柱的各节骨“融合”在一起，失去活动度，成为一根“直棍”，活动严重受限。本病多在青少年期起病，并有明显的家族聚集现象。

强直性脊柱炎的临床表现包括起初下背部、下腰部疼痛，脊柱僵硬，活动不便；随后疼痛及僵硬感逐渐加重，甚至翻身也会感到困难。待椎体间隙消失后，脊柱活动受限，附近肌肉开始萎缩，颈部逐渐不能伸直，也不能左右转动，显得“犟头倔脑”。若有人在后面喊一声，患者也只能来个全身大转弯才能看到对方。此外，还有关节之外的表现，如虹膜炎、心血管病变、肺纤维化、神经系统和肾脏的损害等，都有可能造成严重后果。

15 得了强直性脊柱炎怎么办?

本病本身引起死亡者极少，但却给患者带来极大的功能障碍，当侵犯髋关节时，患者行走困难，丧失活动能力，所以治疗的目的是控制炎症、缓解疼痛、防止畸形、保护功能。

治疗应是综合性的，包括药物、体疗、理疗、康复、心理及外科等。

药物主要包括非甾体抗炎药、柳氮磺胺吡啶（缓解病情的风湿药物）、免疫抑制剂及中药雷公藤等。

还有一点非常重要，在治疗过程中应该指导患者进行一些康复训练。强直性脊柱炎最怕的是关节发生非功能位的强直，如"腰弯了""脖子抬不起来"，对以后的生活造成很多不便，并且这种病变是"潜移默化"形成的，所以应当建议患者躺硬板床，不要老弯腰，多仰脖子、多抬头，必要时可以戴一个颈托。强直性脊柱炎患者正确的睡觉姿势如图 15-1 所示。

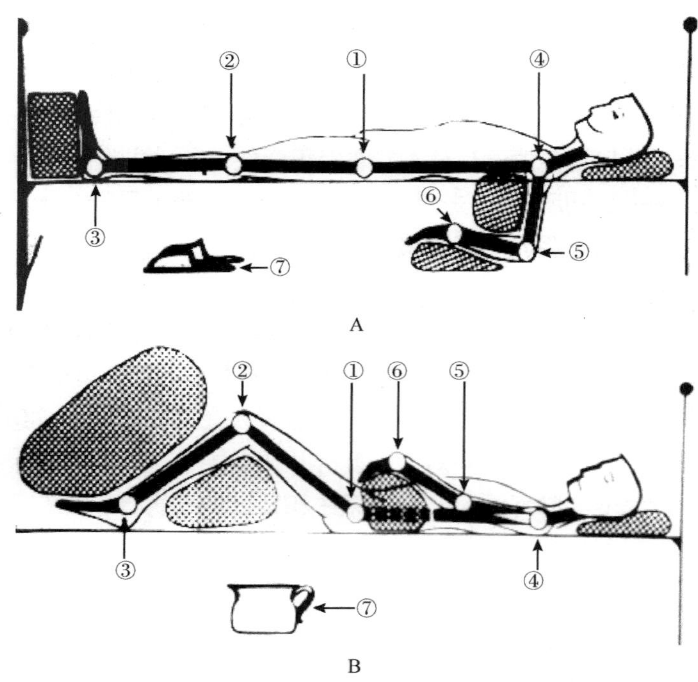

图 15-1　强直性脊柱炎患者的睡觉姿势

A. 强直性脊柱炎患者睡觉姿势的功能位（正确）；B. 强直性脊柱炎患者睡觉姿势的非功能位（错误）
①髋关节，②膝关节，③踝关节，④肩关节，⑤肘关节（A）/胸椎（B），⑥腕关节（A）/腰椎（B），⑦鞋子（A）/尿壶（B）

另外，强直性脊柱炎后期，当肋椎关节强直以后，患者的呼吸运动受到抑制，大部分强直性脊柱炎患者晚期都是腹式呼吸，所以在这之前一定要告诉患者戒烟，同时要做吹气运动，如多吹气球和喇叭，以增加肺活量，对于患者的康复有所帮助。

发展至髋关节功能严重受损、强直的患者，可行关节置换术。

16 什么是血友病性关节炎?

在日常生活中不小心碰破了某个部位，不用药物，出血也会自行停止，这是因为血液里的血小板和凝血因子发挥作用，止住了出血。所以，当凝血因子缺乏时，就会出血不止，血友病就是这样一种疾病，其是一种遗传病。

根据缺乏因子不同，血友病分为 A 型血友病（Ⅷ因子缺乏）、B 型血友病（Ⅸ因子缺乏）和 C 型血友病（Ⅺ因子缺乏）。A 型和 B 型血友病为 X 染色体隐性遗传，仅男性发病，女性为携带者，有明显的骨与关节出血倾向。C 型血友病为常染色体显性遗传，男女均可发病，此型病例少见，出血较轻，罕有骨与关节受累。A 型血友病常见，B 型和 C 型血友病少见。

血友病患者的出血常累及活动较多和承受重力的膝关节、髋关节、肘关节和腕关节，其中以膝关节最为常见。

血友病性关节炎主要由骨关节反复出血所致。根据病理过程，本病分为三期。

（1）早期（单纯关节积血期）：关节内充盈血液，引起滑膜增厚和关节囊肿胀。

（2）中期（全关节炎期）：关节内反复出血，引起滑膜增厚，进而软骨侵蚀、吸收及血液干扰软骨营养，均可引起关节间隙狭窄。

（3）晚期（修复期）：关节内积血吸收，炎症逐渐消退，轻者关节功能逐渐恢复，重者出现继发性骨关节病或遗留关节屈曲挛缩畸形。

17 得了血友病性关节炎怎么办？

根据本组疾病的遗传方式，应对患者家族成员进行筛查，以确定可能的其他患者或携带者，通过遗传咨询，使他们了解遗传规律。运用现代诊断技术对家族中的妊娠妇女进行基因分析和产前诊断，如确定胎儿患血友病，可及时终止妊娠。

治疗血友病性关节炎需要血液科与骨关节科合作。

（1）补充缺乏的因子：目的是提高凝血因子浓度，达到止血的目的。补充前首先要明确缺乏何种因子，并需除外血液中存在凝血因子抗体。

目前可供补充的制剂有新鲜冻血浆、冷沉淀物、干冻人体Ⅷ因子浓缩剂等。

关节腔或肌内出血时需早期补充缺乏的因子，血中Ⅷ因子达正常水平的 5% ～ 15%，数小时后出血即停止。外伤出血或因大手术需要，应将血中Ⅷ因子提高至正常水平的 40% ～ 50%，直至伤口完全愈合。Ⅷ因子的半衰期为 12 小时，换言之，输入Ⅷ因子后 12 小时，血中Ⅷ因子水平下降 1/2，24 小时后只有 1/4。因此，大手术后血中Ⅷ因子将迅速消失。在这种情况下，多次小量输入比单次大剂量补充好，以每 8 小时给药 1 次比较合理。Ⅸ因子半衰期为 18 小时，以每 12 小时给药 1 次比较合理。

大量补充因子后可能的并发症包括出现抗体、溶血性贫血、血源性传染病的传播等。

（2）急性关节内出血的治疗

1）早期少量出血，发作不足 6 小时者，可输入新鲜冻血浆，剂量为 15 ～ 20ml/kg，也可用Ⅷ因子浓缩剂或冷沉淀物。比较严重的出血，或出血已达 12 小时以上者，需住院治疗，每天输入血浆、Ⅷ因子或冷沉淀物，连续 2 ～ 3 天；还需关节加压包扎与石膏固定。止血后 48 小时方可开始活动。如有畸形，更换石膏以纠正畸形。凡出血较严重的病例，在更换石膏纠正畸形和开始锻炼的起初 2 ～ 3 天还必须继续补充缺乏的因子。

2）关节内积血可有剧烈疼痛，关节穿刺可以缓解疼痛。如果穿刺前已给予缺乏的因子，或出血已达 24 小时以上，关节腔内有凝血块，穿刺抽血则比较困难。如果穿刺前未用过血制品，穿刺部位会再次出血。因此，穿刺后应连用数天Ⅷ因子制剂，并加压包扎，如无出血复发，方可允许患者开始锻炼。

（3）亚急性关节内出血的治疗：亚急性关节内出血是反复关节内出血，必须补充Ⅷ因子至正常水平的 20% ～ 30%，还必须接着每周补充 3 次，维持 6 ～ 8 周。在这个阶段，鼓励患者进行关节活动，锻炼股四头肌，如有膝关节屈曲挛缩，也可以在给药期内施行各种牵引或管型石膏以矫正关节畸形。

（4）慢性阶段为针对继发性骨关节炎和关节畸形的治疗：为控制血友病慢性、反复关节内出血，可以考虑施行手术治疗。滑膜切除术最为常用，因为关节内积血的裂解产物会对滑膜产生严重后果，所以滑膜切除术后能保全关节软骨面。但由于手术后并发症的发生率高达 20%，反而限制了关节的运动，因此，历来临床上对滑膜切除术的意见不一，指征也很紊乱。凡慢性关节内出血接受了每周 2 ～ 3 次因子补充疗法，6 个月后仍不能控制者，可施行滑膜切除术。滑膜切除术在现阶段还不宜列为常规治疗方法。在进行滑膜切除术时可将膝关节边缘生长的骨刺与已退行性病变的半月板切掉，以防止股四头肌腱膜在骨刺上来回摩擦而出血。

对于血友病性关节炎晚期、膝关节屈曲挛缩的患者，以往都做膝关节融合术，目前已逐渐被膝关节置换术所替代。这些手术在技术上难度不大，指征也无特殊变化，只是手术具有高度的危险性，必须邀请血液科医生参与拟订治疗计划。大型手术前最好将Ⅷ因子补充至接近正常水平。手术最好在使用止血带情况下施行，妥善结扎出血点。关闭切口前先放松止血带，寻找出血点予以结扎。凡术后拔引流管、拆线、拔针等都要先补充缺乏的因子。

（5）血友病假肉瘤和骨囊肿的治疗：没有补充疗法前两者死亡率为 50%，主要原因为术前诊断不明，术中及术后大出血难以控制。这类病例不宜行穿刺活组织检查。治疗原则为补充缺乏的因子和制动。对慢性病例或经过治疗后病灶仍进行性增大者，可考虑手术治疗。术前务必补充相应因子至正常水平，也可放射治疗，形成新生骨和硬化骨以控制血肿的进展。

18 什么是 Charcot 关节炎?

Charcot 关节炎是一种神经性关节病，1868 年 Charcot 首先描述了该疾病。此类疾病由痛觉缺失引起，又有“无痛性关节病”之称。失去痛觉保护的关节会因反复损伤而导致关节病的发生。

Charcot 关节炎的病因包括神经系统疾病所致的痛觉缺失、糖尿病神经病变，以及先天性痛觉缺如等。这时，肩、肘、颈椎、髋、膝、踝、趾等关节由于没有痛觉的保护机制，关节被过度使用、撞击而发生破坏。糖尿病神经病变可导致足小关节（跗跖、跖趾、趾间等）无痛性肿胀等。

患 Charcot 关节炎的关节逐渐肿大、不稳、积液。肿胀关节多无疼痛或仅轻微胀痛，但由于无痛觉，关节功能受限不明显。晚期，关节破坏进一步发展，可导致骨折或关节脱位。

19 得了 Charcot 关节炎怎么办?

Charcot 关节炎是一种因关节无痛觉所引起的神经性关节病，常继发于神经系统疾病，如神经系统梅毒、脊髓空洞症、脊髓膜膨出、糖尿病神经病变等。因此，Charcot 关节炎首先要鉴别导致痛觉缺失的神经系统疾病，治疗原发性神经系统疾病。

另外，要注意保护受累关节。避免上肢用力活动，下肢尽量减轻负重，膝、肘和脊柱可用支架保护。

对于破坏严重的关节可考虑手术。足部病重且溃疡不愈者可行截肢术。青壮年患者膝关节、踝关节破坏严重者可行关节融合术。对于膝关节破坏严重、变形、屈曲挛缩的患者，可行膝关节置换。过去认为Charcot关节炎患者行膝关节置换是相对禁忌的，但笔者所在医院通过对十余例因Charcot关节炎行膝关节置换的患者进行术后随访发现，膝关节置换术后这些患者恢复良好，获得了很好的关节功能，改变了学术界以往的Charcot关节炎患者不宜行膝关节置换的观点。

第二篇

走近人工膝关节置换

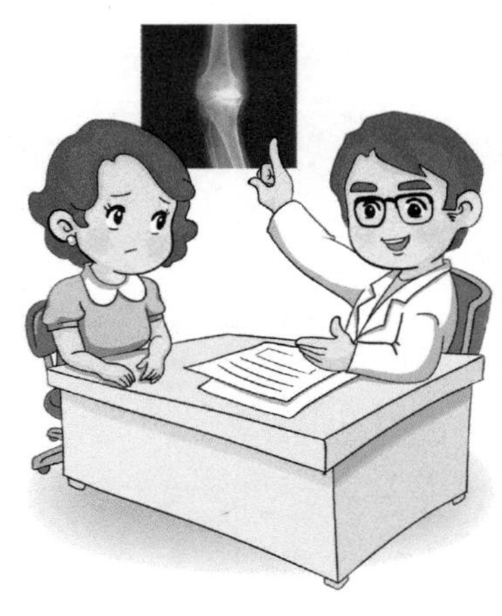

20 人工膝关节置换术是怎么回事？

如果患者的膝关节因为炎症或者外伤受到严重破坏而无法正常行走、上下楼梯，甚至影响坐起和睡眠时，则势必会影响患者的日常生活。也许患者可以尝试服用西药、中药，限制活动，或者使用拐杖来缓解症状，但当这些办法都无法奏效时，需要考虑行人工膝关节置换术。

很多患者一听到要换膝关节，立马就打起了退堂鼓。事实上，置换关节并没有听起来得那么可怕。大家一定听说过镶牙和戴牙冠手术吧，实际上，人工关节置换术和戴牙冠手术有点相似。

正常人的膝关节内都有一层软骨垫，随着年龄的增长，很多人关节内的这层垫子会像牙齿一样逐渐破损、脱落。只是人与人之间不一样，有些人牙齿掉得早，有些百岁老人，甚至还有满口的“原装”真牙。膝关节内的软骨也一样，有些人软骨磨损得快一些，有些人慢一些。但一旦这层软骨衬垫磨没了，将无法再生，就像牙齿掉了之后，吃什么药都不可能再长出新牙。这时患者就会出现关节不稳、长骨刺、上下楼梯时疼痛等症状。没了软骨衬垫的关节是骨磨骨，很多患者活动关节时都会感觉到骨摩擦，甚至听到“嘎吱嘎吱”的声音。

换人工膝关节类似于在坏牙上装一个牙冠，它只是将破坏了的一薄层关节面切掉，换上一层通常由金属、聚乙烯材料制成的关节面，这样术后就再也不会有骨磨骨现象，关节疼痛可以减轻，小腿也不再弯曲不直。这就是人们所说的人工关节置换手术，医学上称之为膝关节表面置换术（图 20-1）。

人工膝关节置换术是 20 世纪最伟大的医学发明之一，第一例人工膝关节置换术完成于 1968 年。随着外科技术和生物材料的不断改进，手术的效果越来越好。目前仅在美国每年大约要完成 60 万例人工膝关节置换术。我国每年完成的人工膝关节置换术数量超过 10 万，而且这一数量仍在逐年上升。

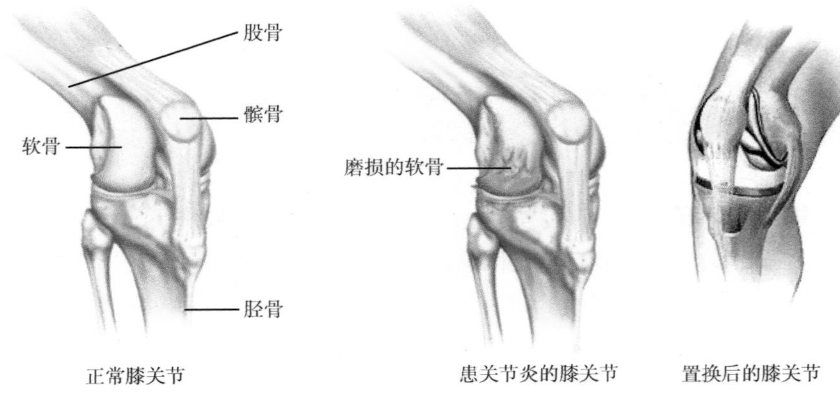

图 20-1　正常膝关节及行膝关节置换术前后的膝关节

人工膝关节有多种设计样式，不同假体制造材料也略有差异。但结构上都主要由 3 个组件构成，即股骨髁假体（经高度抛光的金属）、胫骨平台假体（经高度抛光的金属）和聚乙烯衬垫。有的患者经过医生的评估后可能还需要使用髌骨假体（高分子聚乙烯）（图 20-2）。

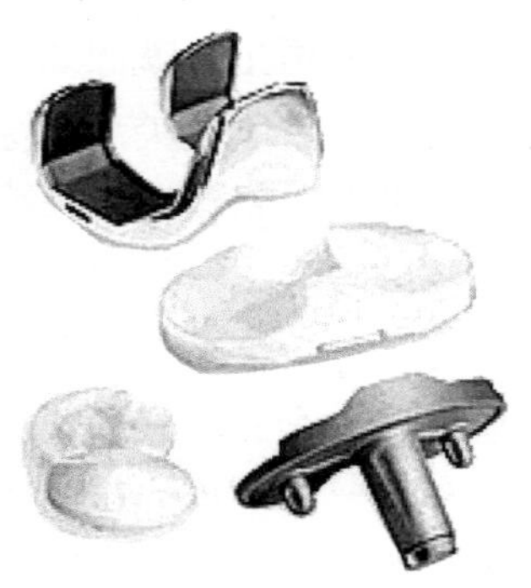

图 20-2　人工膝关节假体

手术过程为 1 小时左右。首先，主刀医生在患者膝盖皮肤上切一个长约 15cm 的切口。打开膝关节后，医生在一些特殊器械帮助下非常精确地将膝关节表面破坏的骨质切掉（图 20-3）。

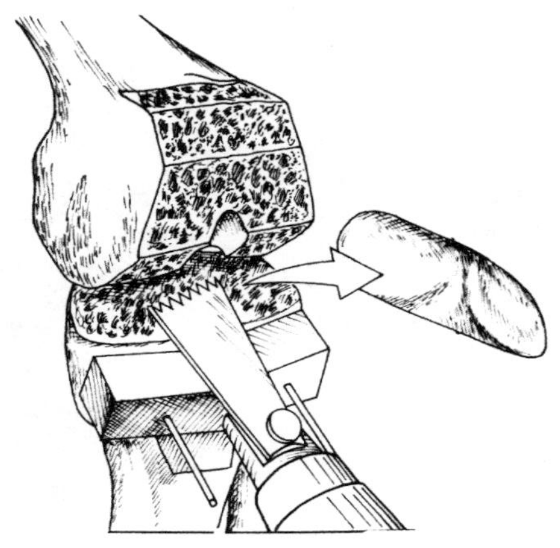

图 20-3　切掉膝关节表面被破坏的骨质

然后，根据骨的大小，选择合适尺寸的试模，放入关节体内。复位膝关节后，测试关节屈伸活动度和关节是否稳定（图 20-4）。

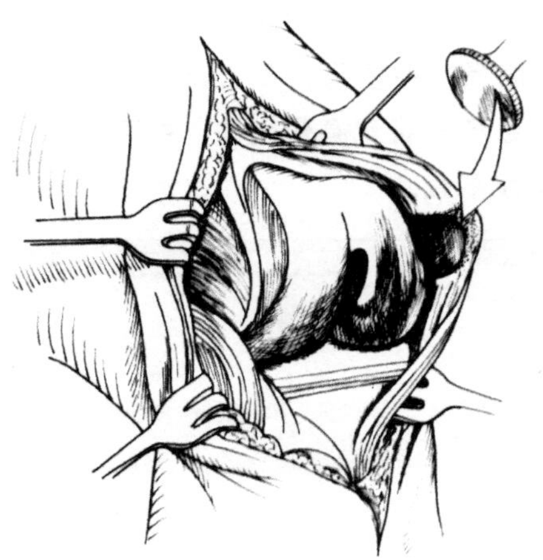

图 20-4　放置试模

如果没有问题，医生就会将真正的人工关节假体安装到关节内（图 20-5）。然后关闭伤口，结束手术。

如果患者采用全身麻醉，手术后需要到监护室进行观察，直到麻醉后苏醒，然后转至病房继续治疗。

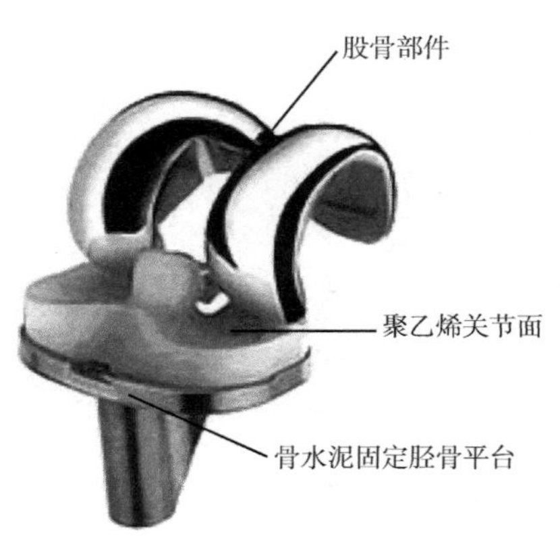

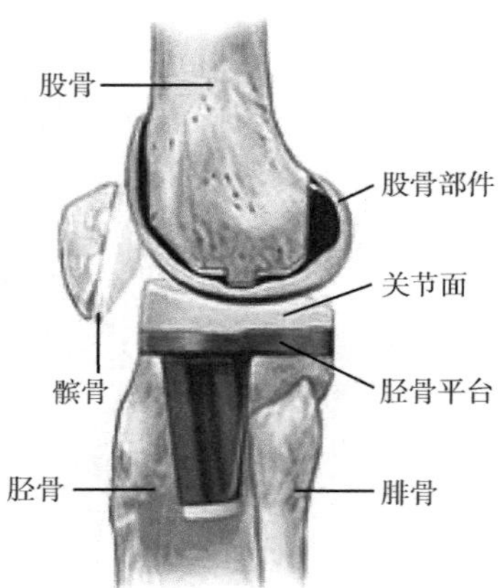

图 20-5　安装人工关节假体

· 置换人工膝关节并不是把它都去掉，而是类似于在损坏的牙齿上安装一个牙冠。只是将破坏了的一薄层关节面切掉，换上一层通常由金属、聚乙烯材料制成的关节面，这样术后就再也不会有骨磨骨现象，关节疼痛可以减轻，小腿也不再弯曲不直。

21 关节坏到什么程度时应考虑人工关节置换术?

“手术吧，万一不成功，且不说几万元治疗费泡汤了，糟糕的是，自己原有关节被切掉了，假的关节又没安好，以后日子怎么过。不手术吧，疼痛症状十分严重，经服中西药、理疗、外敷膏药、按摩、针灸等治疗都没有明显效果，实在是影响活动和生活。到底做还是不做？什么时候需要手术？”

很多患者在“痛”下决心手术前，都有过类似的心理煎熬。

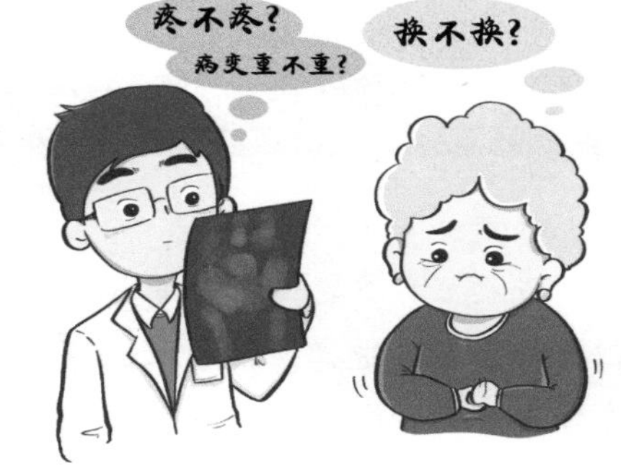

根据笔者所在医院骨关节科数万例关节置换手术的临床经验提示，判断是否需要行关节置换手术，应综合考虑以下三方面因素。

（1）膝关节疼痛情况和日常活动能力：膝关节反复疼痛，保守治疗效果不好，行走、上下楼梯等日常活动严重受限，生活质量明显下降。

（2）X 线检查：应拍摄膝关节站立位（负重位）X 线片，评估膝关节间隙和病变严重程度。

（3）年龄：除了考虑关节疼痛、关节间隙明显狭窄甚至消失这两个主要因素外，还要考虑年龄因素。对于膝关节骨关节炎患者来说，一般 60 岁以上者才考虑行人工关节置换手术。这主要是考虑到人工关节假体有一定的使用年限，推迟手术时间也就意味着降低人工关节假体再次手术翻修的风险。当然，年龄并不是绝对的，如有些患者四五十岁膝关节就已经严重磨损、变形，生活严重受影响；还有些其他类型的关节炎患者，如类风湿关节炎患者，可能二三十岁时膝关节就已经破坏得非常严重，甚至到了需要长期坐轮椅或卧床的程度，这时，年龄的考量就没那么重要了。毕竟，当下的生活质量才是第一位的。

是否进行人工膝关节置换，需要综合考虑以下因素：

（1）疼痛及关节畸形情况。

（2）X 线片情况。

（3）年龄。

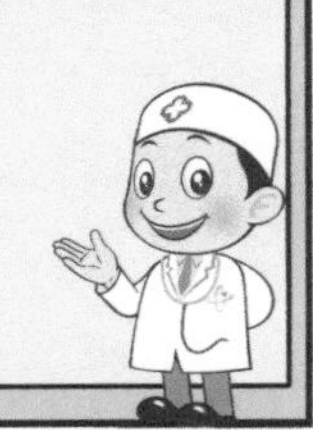

22 换了人工关节后，能给患者带来哪些好处?

行人工关节置换术既花钱，又"遭罪"，简直就是"花钱买罪受"，但为什么现在选择做该手术的患者越来越多？行人工膝关节置换术能带来哪些好处呢？

简单地说，行人工关节置换术的好处就是提高患者的生活质量，具体体现在以下方面。

（1）缓解疼痛：该手术最大的目的是解决疼痛症状。

（2）日常生活自理：严重的关节病会影响日常活动，如上下台阶、坐起、遛弯等。人工关节置换术可以改善日常功能，使患者达到生活自理的目标。

（3）矫正关节畸形：严重膝关节病患者或多或少都会伴随有一定程度的关节畸形，如膝关节伸不直、"O"形腿、"X"形腿等，通过人工膝关节置换手术可以矫正关节畸形。

（4）出门旅游：很多老年人有出门旅游或是参加一些社会活动的愿望，但关节不灵便，无法出远门。人工膝关节置换术可以解决这个问题。术后一般经过半年左右的康复就可以出门旅游了。当然，旅游时应注意"劳逸结合"，不建议参加一些高强度的旅游项目，如登山、徒步等。

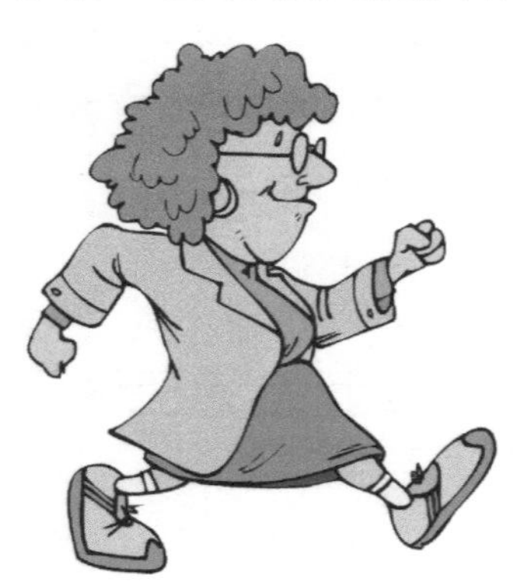

23 换了人工膝关节后，患者的关节功能可达到什么程度?

在患者考虑行人工膝关节置换术时，有一个非常重要的问题需要搞清楚，即通过人工关节置换手术，患者想达到什么样的目标?预期目标是否在该手术的可预测结果之内?

笔者曾见过不少这样的患者，由于术前患者与医生之间缺乏良好的沟通，患者对手术的期待过高。当过高的期待与现实结果形成反差时，很容易让人失望，认为手术失败，从而造成不必要的医疗纠纷。

大部分患者期望通过手术能够使关节活动时无疼痛，能够重新恢复行走、上下楼梯、坐起等日常生活能力。通常来说，这些目标是可以达到的，但人工关节毕竟是假的关节，它有材料、技术上的限制，再好、再先进的人工关节都不可能超越正常关节。

换了人工膝关节能不能下蹲?这主要看术后膝关节能弯曲到什么程度。想要完成下蹲动作，膝关节弯曲的角度至少要达到120°。而人工膝关节术后弯曲的角度一方面与术后康复锻炼有关;另一方面也与患者手术前的弯曲角度有关，手术前弯曲活动差的患者，手术后弯曲角度的锻炼会比其他患者困难，很可能术后难以完成下蹲动作。

换了人工膝关节能不能跪地?建议尽量减少或避免，因为跪地动作会增加膝关节的磨损。由于某种原因必须采取跪姿时，注意动作应轻柔，最好垫上软垫保护。

换了人工膝关节后可以参加以下活动，包括骑车、游泳、旅游等。但应尽量避免高强度的活动，如跑、跳、登山等，以免加重假体磨损和损坏。另外，在活动过程中一定要注意避免摔伤或扭伤。

24 人工膝关节能用多少年?

"人工膝关节能用多长时间?""我妈妈才55岁，这辈子是否需要换两次?"在门诊几乎所有准备换关节或者有所犹豫的患者，都会问到类似问题。

如同汽车一样，正常使用可以工作很多年，如果经常超负荷、高速度开车，那么汽车的使用寿命可能会大打折扣，早早就报废了。同样，假关节毕竟不是人体真的关节，它也有使用寿命。目前的人工膝关节，如果安装准确，使用合理，那么理论上90%的关节应该有超过20年的使用寿命。

人工膝关节置换手术在西方发达国家已经是非常成功的一种手术方法，仅在美国，目前每年人工膝关节置换的人数达到60万，许多患者随访时间已经超过20年。根据国外的临床统计，90%以上行人工膝关节置换术的患者，其人工膝关节假体使用寿命可以超过20年。在我国大规模推广这项技术的时间不过10年，目前我们还不能提供给大家有关人工膝关节在国内长时间使用寿命的参考数据。但是，我们目前所用的人工膝关节和手术技术几乎都是从国外引进的，且现在使用的人工膝关节要比20年前好得多。所以，只要安装到位、使用得当，人工膝关节在绝大多数患者的预期使用寿命可以达到20年以上，多数患者甚至可以达到25年或30年以上。换句话说，60岁以上的患者，换了人工膝关节，基本能享用终身。

使用寿命与使用程度也关系密切，这就是为什么年轻、体重过大、活动量较大和骨质疏松的患者容易过早发生人工膝关节的磨损与松动。

因此，在可能的情况下，应该等患者年龄大一些再施行关节置换。同时换了人工膝关节的患者应该在医生的指导下进行活动。

·90%的患者人工膝关节预期使用寿命可以达到20年以上，多数患者可以达到25年，甚至30年以上。

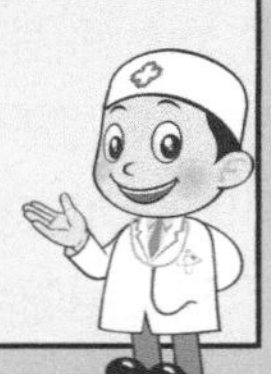

25 行人工膝关节置换术需要多少费用？

人工膝关节置换术的花费由两部分组成：一是人工膝关节假体的花费；二是手术、麻醉、住院等其他费用。一般一套人工膝关节假体3万～7万元不等，其他费用大约2万元。所以，根据所选用的关节假体不同，总费用也不同，一般为5万～9万元。

不同的医疗保险报销的比例也不同，也就是说，不管选用哪种关节假体，只能报销一部分，其余的需要自费；其他手术、麻醉、住院等费用能报销80%左右。合算下来，需要自费的总费用与所选用的人工膝关节假体的费用相当。

26 哪种人工膝关节最好？越贵越好吗？

“哪种人工膝关节最好？越贵越好吗？”很多准备行人工膝关节置换术的患者都会有类似的疑问。

目前临床上使用的人工膝关节假体都是经过层层审查和许多临床及体外研究验证过的，质量均合格。人工膝关节假体经过几十年的发展，大体的结构和材料已基本趋于一致，不同的膝关节假体之间可能仅存在细小的差别，如垫片的耐磨程度、假体的厚度、去骨量、与正常人体解剖的形合度等。

到底哪种人工膝关节最好？这个问题没有答案。其实决定手术效果的两大主要因素：一是医生的手术技术；二是患者术后的康复锻炼。至于采用哪种人工膝关节假体，这主要看手术医生对哪种人工膝关节假体手术操作更得心应手、更熟悉，因为不同的关节假体手术操作在细节方面还是有区别的。

是否关节假体越贵越好？这也不见得。有些价格很高的关节假体用在患者身上，也许其优势并不能发挥出来。

所以，在人工关节假体的选择上，建议患者还是主要听从手术医生的意见。

27 国产和进口关节使用寿命有区别吗？

国产的人工关节价格相对便宜，对于经济情况不太宽裕的患者是一个不错的选择。但患者朋友们可能会担心，国产假体的使用寿命是否较进口假体短？

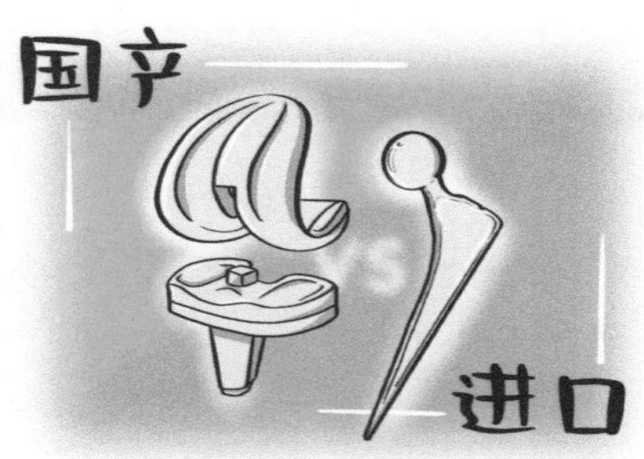

对于这个问题，目前尚不能给出确切答案。我国从开展人工关节置换之初即开始着手研制国产关节假体，至今已有近 20 余年的历史。从最初的照搬国外的模式到现在逐渐融入自己的理念，我们正在寻求人工关节研制的自主创新之路，这是一项造福我国千万严重关节炎患者的事业。纵观 20 多年国产关节的发展，材料质量、设计理念、工艺精度都有了长足的进步，但也不得不承认，我国的人工关节研制水平和关节材料的制备工艺与发达国家相比还有一定差距，国产关节的使用量还很有限。同时，国产关节的临床效果尚缺乏大规模、远期随访结果，因此其效果到底如何尚不确切。

28 行人工膝关节置换术痛苦吗?

人工膝关节置换术后最让患者感到痛苦的可能就是膝关节和下肢肿胀、疼痛，肿痛症状在术后前 3 天最严重，术后第 7 天开始逐渐减轻。目前镇痛的手段很多，如镇痛泵、各种镇痛药等，一般能做到术后基本无痛，手术的痛苦也随之大大减轻。

手术还可能造成其他困扰。其一是术后 2 天长时间卧床会引起身体不适，部分腰椎不好的患者可能会出现腰部疼痛等症状；其二是便秘、消化道不适，这主要与术后卧床、下地活动少有关，也与术后使用镇痛药有关，可以服用一些通便、保护胃黏膜的药物来缓解。有些患者手术期间需要导尿，拔掉输尿管后数天内会出现尿痛、尿频等尿道刺激症状。这些症状随着患者下地活动一般都会减轻。要注意患者应每天在他人协助下进行翻身，以防止压疮发生。

总的来说，随着术后镇痛、护理技术等的提高，人工膝关节置换术的痛苦已大大减少。但手术不可能完全无痛苦，而且术后的康复锻炼是一个相对漫长的过程，不仅要求患者自己要有足够强的意志力，家属也应积极配合，做好打持久战的准备。

29 人工关节置换术危险吗?

大多数行关节置换的患者年龄都在50～80岁，经常合并有各种内科疾病，如糖尿病、高血压、冠状动脉粥样硬化性心脏病（冠心病）等。医生在手术前会对患者进行全面的检查，并做相应的处理。因此，人工关节置换术的成功率非常高。

手术治疗的有利方面：术后能使患者的关节疼痛减轻或消失，患者能重新站立和行走。另外，换关节后，肢体的外形也会变得美观。

手术治疗的不利之处：当患者合并有内科疾病，如高血压、心脑血管疾病、糖尿病等时，手术可能加重病变脏器的负担，有些患者术中和术后可能出现心肌梗死、脑梗死等；手术后，肢体静脉血栓出现的可能性很大，个别患者还会因此发生致死性肺栓塞；另外就是术后感染，虽然整体发生率低于1%，但一旦发生，后果非常严重，有些患者甚至需要取出假体才能彻底控制感染。所以对于以上问题，必须引起重视。

当然，医生在手术前后对绝大多数并发症都有相应的预防和治疗方法。

利
疼痛减轻/消失
重新站立/行走
美观
弊
内科疾病
血栓形成
感染

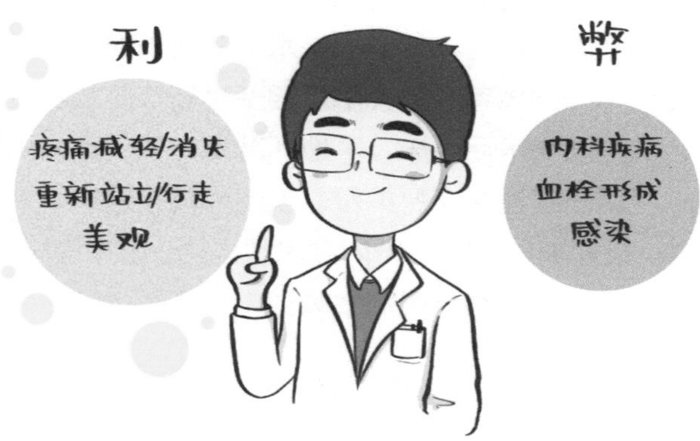

（1）感染：术前对其他部位的感染应该加以控制，同时医院良好的无菌条件有利于减少手术后的感染，术后伤口的处理和抗生素的合理使用将明显减少患者伤口感染的发生。

（2）血栓形成：血栓形成有很多影响因素，其中包括运动减少而导致的下肢静脉血流减缓。活动下肢肌肉、加快血流和使用抗凝剂可以减少血栓形成的发生。

以上只是一些并发症的举例，患者需要有足够的认识，但是又不能因此被吓倒，毕竟其发生率较低，当饱受病痛折磨时还是应积极治疗。

30 人工膝关节置换术后要恢复多长时间?

人工膝关节置换术后，患者一般 1 ～ 2 天可下地。有些老年患者体质比较弱，第一次下地时头晕症状严重，则可在床边稍站即可，不可操之过急。但我们提倡术后应尽早下地，因为下地后下肢血液循环会加速，能很好地预防静脉血栓的形成。

术后最初 6 周，由于关节肌肉创伤尚未完全愈合，肌力尚未恢复，下地活动时需要借助习步架或拐杖等辅助工具。一般术后 7 ～ 14 天，患者出院时膝关节弯曲应达到 120° 左右，在习步架或拐杖等辅助下可以完成下地活动、如厕等，日常生活基本可以自理。

术后 6 周肌力恢复良好的患者可尝试不用拐杖，并练习上下楼梯等动作。但膝关节完全消肿、完全恢复正常活动需要到术后 3 个月至半年。要注意保护关节假体，避免做一些可能导致假体过度磨损或脱位的动作。

31 全身麻醉好，还是“半身麻醉”好?

人工膝关节置换术的麻醉方式主要有两种：全身麻醉和“半身麻醉”（椎管内麻醉）。

全身麻醉就是给患者吸入一些麻醉气体，配合使用静脉镇静药物，使患者进入深睡眠状态。“半身”麻醉是在患者的腰椎注射麻醉药物，使患者的下肢感觉（特别是痛觉）消失。

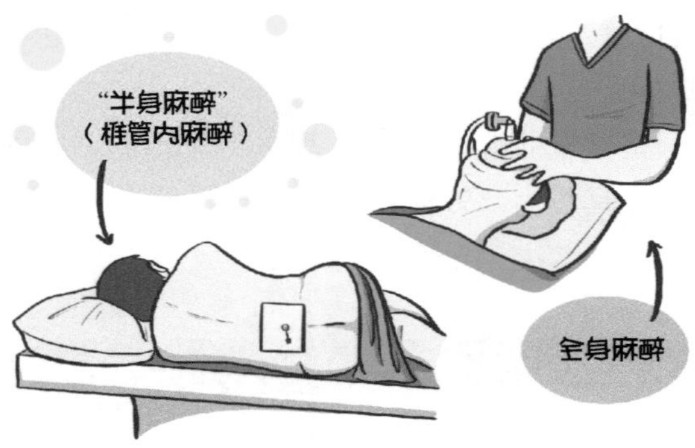

目前国际主流观点认为，椎管内麻醉更有利于膝关节置换术的安全和术后恢复，是膝关节置换术的首选麻醉方法。但是，如果患者有以下情况，则可能无法进行椎管内麻醉。

（1）较严重的腰椎间盘突出伴明显的神经压迫症状的患者，为避免进一步刺激，麻醉医师可能会选择全身麻醉。

（2）强直性脊柱炎腰椎融合。

（3）腰椎做过融合手术（放置钢钉）。

（4）近期服用过抗凝药、血小板低或肝功能异常等原因导致的凝血功能异常，这种情况下进行椎管内麻醉有造成椎管内出血的风险。

此外，如果患者有肺部疾病、肺功能不良，则更要首选椎管内麻醉，以减少对肺部的刺激。有的患者比较胆小，害怕听到手术的声音，因此选择全身麻醉。椎管内麻醉时可以给患者静脉使用一些镇静药物，使患者在手术过程中保持睡眠状态。

当然，具体麻醉方式最终需要由麻醉医师来决定。

· 人工关节置换术首选椎管内麻醉，除非患者有严重腰椎疾病等不适合椎管内麻醉的情况。

32 人工膝关节置换术后不输入他人的血可以吗?

随着人工膝关节置换术技术和术后血液管理水平的提高，目前人工膝关节置换术的出血量已经从以前的 800ml 以上下降到 300 ～ 500ml。对于术前血红蛋白含量正常的患者来说，该出血量基本是可以承受的。所以，目前行人工膝关节置换术的患者 90% 以上不需要输入他人的血。只有一些体质较弱、术前贫血或者有心脑血管供血不良疾病的患者可能需要输血。

有的患者术中出血较多，可以在手术过程中采用术中出血回收装置，将术中的出血收集起来，再回输进患者体内。这样可以进一步降低术后输入他人的血的可能性。

· 目前绝大多数行人工膝关节置换术的患者都不需要输入他人的血。

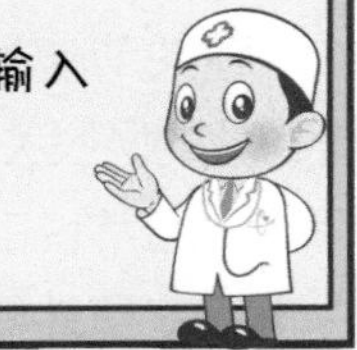

33 人工关节是用什么材料做的? 将来万一需要做磁共振检查，怎么办?

换关节的患者有时会听到一种说法“您的腰椎也不好，赶紧在换关节之前做个磁共振检查吧，一旦在您体内安上金属人工关节，您就没有机会再做磁共振检查了。体内装有金属材料的患者，做磁共振是非常危险的”。真的是这样吗?

其实这是个误解。确实，磁共振室内较强的电磁场会吸引含铁的物质（称为铁磁性），使它们发生突然移位。但现在的人工关节假体材料一般都是钴铬钼合金或钛合金等合金，没有铁磁性，并不影响做磁共振检查。

· 目前的人工关节假体材料一般都是钴铬钼合金或钛合金等合金，没有铁磁性，并不影响做磁共振检查。

34 有医生说"膝关节不需要全部换"，是怎么回事?

膝关节包括髌骨（俗称膝盖骨）和股骨构成的髌股关节及股骨和胫骨构成的胫股关节，其中胫股关节又包括内侧间室和外侧间室（图 34-1）。因此，通常说的人工全膝关节置换又称为"三间室置换"（髌股间室、内侧间室和外侧间室）。

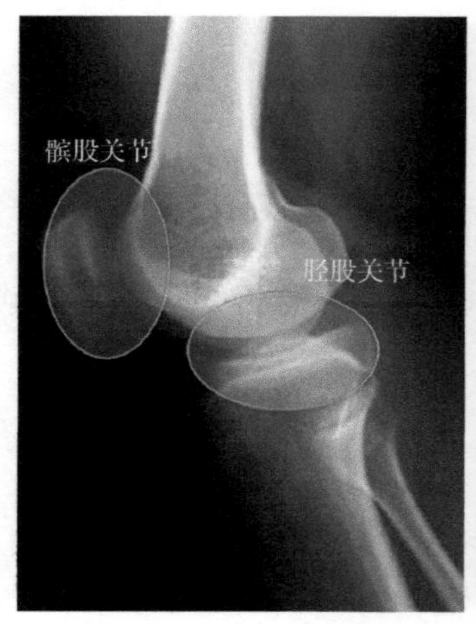

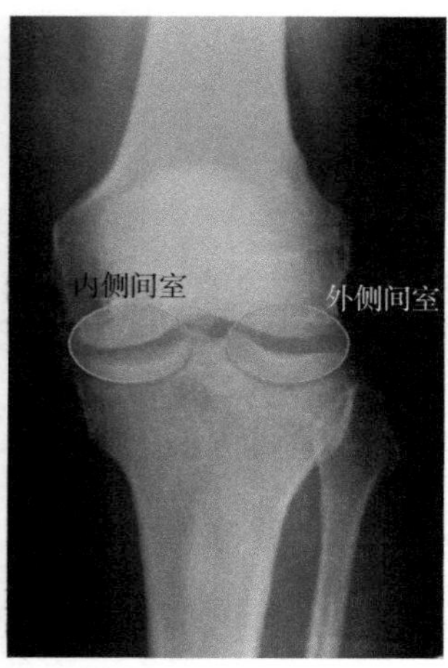

图 34-1　膝关节的结构

部分早期膝关节骨关节炎患者，其病变仅累及某个间室，通常为内侧间室，可选择行膝关节单髁置换术（图 34-2）。

尽管单髁置换术不如全膝关节置换术流行，但对于某些合适的患者，单髁置换术是一种不错的治疗方法。最近十年来，单髁关节假体的设计和手术器械都有了长足的进步，该手术还可以在小切口、微创技术下进行。

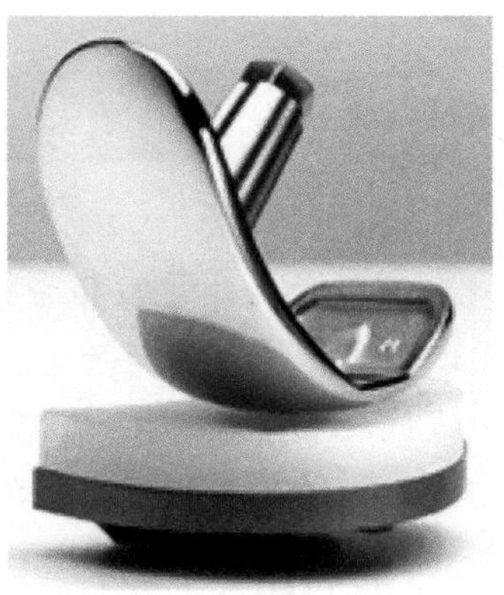

图 34-2 单髁关节假体

但如果两个或两个以上的间室有破坏时，选择单髁膝关节置换术则不合适。

因为单髁膝关节假体可以通过相对较小的切口放入膝关节内，所以该手术不会特别影响控制膝关节的主要肌肉，术后康复较快，住院时间短，较全膝关节置换术，单髁置换术患者可以很快地恢复正常的活动。

但是，单髁置换术的适应证很严格，术前需要进行严格的评估，术中在打开关节后医生还会进一步评估患者是否适合进行单髁置换。

- 膝关节包括 3 个间室：髌股间室、内侧间室和外侧间室。有的患者膝关节病变主要局限于其中一个间室（通常是内侧间室），这种情况就可能并不需要全部置换，只需要置换病变的间室。
- 只置换部分膝关节的适应证很严格，需要进行详细评估后慎重选择。

35 经常有报道“3D打印人工关节置换”，是怎么回事？

通常打印机打印出来的都是二维、平面的物体，而3D打印可以将三维、立体的物体打印出来。3D打印技术已经在医学的很多领域被应用，笔者在门诊曾遇到过几个专门来咨询“3D打印人工关节置换”的患者。到底什么是3D打印人工关节置换？它靠谱吗？

3D打印人工关节置换是指3D打印技术在人工关节置换术中的应用，它是利用术前CT重建的数据打印出用于人工关节置换的模型或假体材料。主要包括两方面的应用。

（1）术前打印出立体模型。便于术前计划和术中操作。这类模型并不是植入体内的关节假体，而是辅助手术用的模具。目前，绝大多数3D打印人工关节置换应该都属于这种类型。

（2）术前打印出假体材料。通过术前的CT重建资料，预先打印出假体材料。理论上，这种“私人定制”的关节假体似乎更契合个体的关节结构，应该更好。但实际上，目前的人工关节假体就是根据大量人体关节的数据设计的，假体的尺寸和结构可以满足绝大多数患者的需要。所以，除极个别特殊的病例外，绝大多数患者并不需要3D打印的“私人定制”的人工关节。此外，人工关节假体的制作需要非常精密的工序，对关节面的光滑度等要求很高，目前的3D打印技术可能尚达不到这种工艺水平。目前更多的是针对一些大量骨缺损的复杂或翻修手术患者，通过3D打印技术研制一些匹配度更高的补块。然而，目前的人工关节材料和技术对于这类复杂或翻修手术已有较为成熟的解决方案。

总的来说，3D打印技术是一项新兴技术，具有一定的应用前景。但目前来看，这项技术对于绝大多数患者来说并不是必需的，它对于人工关节置换术来说更多的是“锦上添花”。也许将来，3D打印技术会在人工关节置换领域有所突破。作为患者，不必纠结3D打印技术之类的新技术，最好的办法是找一位自己信赖的医生，其余的问题就交给医生处理吧。

36 据说现在机器人也可以做人工关节置换术了，是真的吗？

目前国内外尚没有报道完全由机器人来完成的人工关节置换术，现阶段临床医生更多的是利用特殊的计算机导航软件来精确控制切骨的角度和量。

在北京、上海等城市的个别大型医院的骨科，已经引进了骨科手术计算机模拟导航系统。根据软件公司开发出的人工关节置换术计算机导航软件系统，置入人体内的人工关节的位置误差可控制在 1° 或者数毫米以内，手术精度明显提高。

以往骨科医生在规划手术计划时采用 X 线模板二维测量技术，只能在二维空间模拟对手术中骨的切割、假体安放位置的判断，虽然有一些导向工具可以辅助，但临床经验非常重要，通常，对关节病变严重、骨畸形明显的患者，往往很难在术前、术中做到精确评估，手术过程中稍有差错即可能影响关节部件的正确安放。

利用计算机模拟导航系统，依据患者的 CT 扫描数据，在术前能计算出针对每位特定患者最合适的人工关节尺寸，并自动模拟出人工关节的最佳安装位置。如同飞行员能够在地面的模拟驾驶舱内模拟飞行一样，利用类似的系统，医生也可以在计算机上模拟人工关节假体安装的效果（图 36-1）。

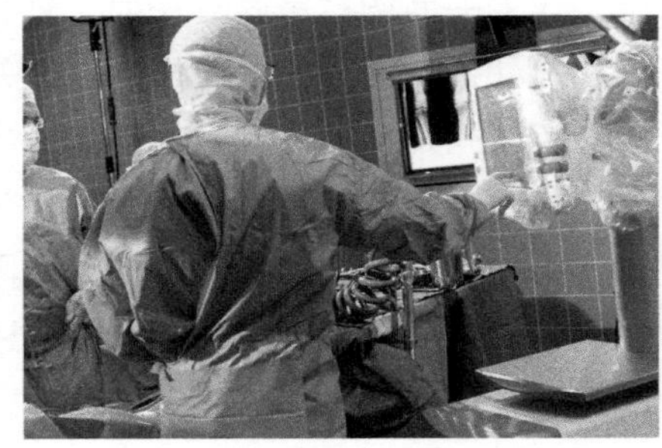

图 36-1 医生在计算机上模拟人工关节假体安装的效果

在实际手术中，医生会先在患者的膝关节骨上放置感应器，手术床边有一个红外线接收器，在医生活动患者关节的过程中，感应器将骨不同点的空间位置关系数据经红外接收器传入计算机信息处理系统，经计算机处理，可以准确定位患者的关节形状和位置，精确引导人工关节的安放过程。

在人工关节置换术中，传统的凭肉眼观察和手术经验的方法，置入人体内的人工关节的位置误差在3° 左右，这种误差造成的不良反应可能短期内感觉不出来，但长时间后，就有可能出现人工关节松动、零件磨损的情形。计算机导航技术可以将这种误差缩减在1° 以内，手术成功率非常高。

目前，人工关节计算机导航技术在国内刚刚起步，处于探索阶段，完成一例计算机导航下的人工关节手术所需要的时间要比传统的方法多数十分钟。对应于已经开发出的软件系统，人工关节可选择余地尚十分有限。尽管如此，这种技术已经向我们展示了其独特的优越性，相信将来会有更大的发展空间。

但要注意的是，决定手术效果的最关键因素仍然是手术医生，人工关节计算机导航技术只是经验丰富的医生的辅助工具。

37 置入的人工关节如果将来磨坏了，还能再换吗？

置入的人工关节如果将来磨坏了，是可以再换的。利用现代技术，人工髋关节术后15年以上的假体生存率已经达到90%左右。但即便如此，人工关节毕竟是假的关节，其有使用寿命限制。远期关节假体的磨损、松动会使部分患者面临第二次关节置换手术的可能。

如果只是垫片磨损，第二次手术只需简单地更换垫片，无须“大动干戈”。如果不仅仅是垫片磨损，并且磨损碎屑已经对周边骨造成侵蚀破坏等，那么手术范围需要扩大，再次置入人工关节假体时也会因为患者的骨条件变差而难度增加。有时还需使用特殊类型的假体，以保证牢靠固定。

38 腰椎不好，影响做人工关节置换术吗？

膝关节疾病合并腰椎病变（如腰椎退变、椎管狭窄等）的患者较多。一般来说，合并腰椎病变的患者并不影响人工膝关节置换术的进行，但少数腰椎病变严重的患者，我们建议先评估腰椎疾病情况，再进行人工膝关节置换术。

人体下肢的神经由腰椎发出，因此腰椎不好的患者可能会出现下肢（包括膝关节）的相关症状。对于腰椎病变所致症状明显（如腰痛、腿痛、腿麻）的患者，必要时需进一步行腰椎 MRI 检查，并请脊柱外科医生帮助评估腰椎病变的严重程度。

有些患者，虽然腰椎不好，但由于同时有膝关节问题，关节疼痛变形、活动减少，所以平时腰椎问题不大，或者说被掩盖了。而行人工膝关节置换术以后，随着关节疼痛消失、活动增加，腰椎问题则显现出来。虽然患者感觉关节不痛，但小腿乏力，有时下肢出现放射痛和发麻。

39 类风湿关节炎患者的红细胞沉降率加快、C 反应蛋白升高，能做人工关节置换术吗？

通常来说，红细胞沉降率加快、C 反应蛋白明显升高，表示体内可能有感染病灶，除非排除了感染可能，一般不宜手术，特别是人工膝关节置换手术，因为在这种情况下手术，很容易增加患者术后感染的风险。对此，医生首先要分析红细胞沉降率加快、C 反应蛋白升高的具体原因，在排除了感染的情况下才可以进行关节置换手术。

但对于类风湿关节炎患者，情况则有所不同。类风湿关节炎是一种影响全身的免疫性疾病，即便体内没有感染，但由于类风湿疾病的关系，患者本身也会有红细胞沉降率加快和 C 反应蛋白升高。很多类风湿关节炎患者的红细胞沉降率和 C 反应蛋白很难降下来，即使是在疾病的稳定期，两者数值仍然异常，所以对于这类患者来说，要等到红细胞沉降率和C反应蛋白降到正常水平再做手术往往不现实，而且耽误了关节病的治疗时机。因此，对于类风湿关节炎患者，如果经风湿免疫医生评估后病情稳定，即使红细胞沉降率加快和C反应蛋白升高，也可以做手术。

40 骨质疏松患者能做人工关节置换术吗？

骨质疏松症，通俗地说就是骨变得“糟、脆”，其内的矿物成分（如钙）和有机成分不断减少，骨质变薄，起支撑作用的骨小梁数量减少，如图40-1所示。图40-1A是正常骨的细微结构，非常致密；图40-1B是骨质疏松骨的细微结构，变得尽是大“孔洞”，这样的骨强度可想而知。在骨骼的强度方面，打个比方，儿童时骨骼就像初长的柳条，非常柔韧；成年人的骨骼就像粗壮的树干，非常坚硬；而老年人的骨骼就像枯树枝，非常脆弱。

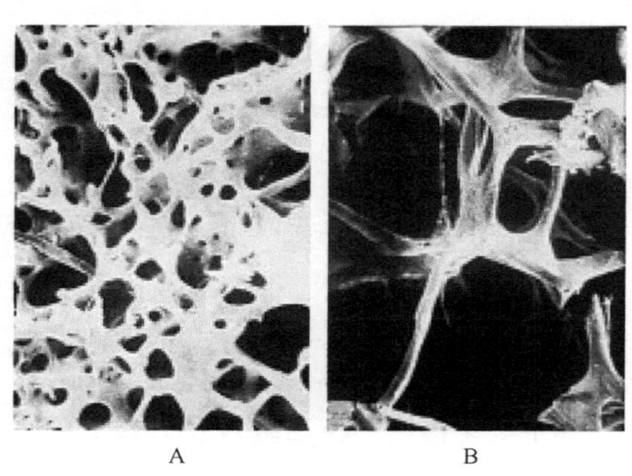

图40-1 正常（A）和骨质疏松（B）骨的细微结构

导致骨质疏松的最主要原因是负重活动太少，而负重活动太少的原因正是关节疾病，如果关节的疾病不能解决，骨质疏松的问题则无法解决，单纯依靠补钙等抗骨质疏松治疗效果很差。虽然理想情况是先改善骨质情况再进行人工关节置换术，但很难实现。所以，骨质疏松患者虽然行人工关节置换术的难度大，但却不得不进行手术。

笔者所在医院曾对很多严重类风湿关节炎、骨关节炎等患者进行人工关节置换术，这类患者因为长期缺乏负重活动，所以均有不同程度的骨质疏松，有的患者在手术中甚至轻轻碰触即可能导致骨质塌陷。但经过术后观察和随访发现，这类患者术后关节功能的恢复并没有因为骨质疏松而受到影响，而且术后随着活动量的增加，骨质疏松也逐渐得到改善。

因此，严重骨质疏松的患者可以做人工关节置换术，手术中需要医生更加精细地操作。术后康复锻炼时注意保护，患者可以获得很好的治疗效果。

41 糖尿病患者能做人工关节置换术吗?

随着人们生活水平的提高，糖尿病患者越来越多，而医生在门诊也发现很多既有关节炎又有糖尿病的患者，他们非常渴望通过人工关节置换术解除痛苦，但是又担心糖尿病会影响手术，这种担心是有道理的，但不必过于担心。在医院进行人工关节置换术的糖尿病患者不在少数，在通过药物严格控制血糖的情况下，患者可以安全度过围术期。

糖尿病患者手术面临的主要问题是术中及术后血糖控制不佳，出现酮症酸中毒、血糖控制紊乱、术后早期伤口难以愈合和感染、术后晚期感染等。

糖尿病患者血糖水平虽高，但是不能很好地将血糖转化为能量，所以依靠脂肪供应能量，脂肪代谢之后会产生酸性物质，过量则造成酸中毒。血糖也不能"矫枉过正"，否则会造成低血糖休克。这两种情况在麻醉和手术的刺激下更易发生，严重时会危及生命。

糖尿病还会影响四肢血管的通畅性，患者容易出现末梢血管炎、血管闭塞，所以术后早期伤口不易愈合。血糖水平高，周围组织的"糖"也多，而"糖"是细菌良好的"食物"，故术后预防感染是关键。

以上情况容易在血糖控制不佳时出现，糖尿病患者手术前后的关键是控制好血糖水平。如果因为糖尿病而出现了心血管、肾和周围血管神经的并发症，则需要另外评估这些疾病和相应的脏器功能，如果伴有动脉粥样硬化或冠心病，心、肾功能很差，则手术有较大的风险，需要先积极治疗这些内科疾病，再考虑手术。

一般来说，糖尿病患者入院后，要每天检测空腹和三餐后的血糖，给予口服降糖药或者胰岛素降血糖，并随时调整用量。只要加强监控和治疗，糖尿病患者完全可以进行人工关节置换术。

· 糖尿病患者在控制好血糖的情况下可以进行人工关节置换手术。

42 高血压、心脏病患者能做人工关节置换术吗?

随着人们生活水平的提高和生活方式的改变，患高血压、冠心病的人越来越多。很多老年人，往往同时患有关节炎、高血压和冠心病。关节炎本身不致命，但高血压、冠心病患者在手术中却有可能发生致命的危险。所以，很多被关节炎困扰的老年患者在是否做手术的问题上犹豫不决："若不做手术，关节炎带来的痛苦会把人折腾得够呛；若做手术，则担心手术风险太高。"因此，下面就解答一下关于这类患者做人工关节置换术的问题。

虽然人工关节置换术和心、胸大血管等手术相比是中度风险的手术，但是高血压患者在麻醉中期和后期死亡的事件仍时有发生，因此医生应该提高警惕。高血压患者行人工关节置换术的主要风险来自麻醉，尤其是全身麻醉。而这种危险性主要与重要脏器的损害有关。如果高血压造成心肾功能下降，则危险性将会增加。

血压和水压原理相似，如果水压不足，水就到不了高处，那里的人吃水就困难；橡胶水管虽然有弹性，但只能承受一定的压力，若水压太大，就会胀破。血压也是这样，太低，则组织器官缺血；而太高，血管壁就会“不堪重压”，继而破裂，造成颅内出血等危险。正常人自身能调节血压，使其维持在正常水平，不太高也不太低，但是，一旦患上高血压，并且在麻醉和手术对身体的“打击”下，人体自身调节的能力下降，血压会发生比正常人更大的波动，血压水平波动过大，就会造成脑出血、脑梗死、心肌梗死、肾衰竭等严重并发症。如果术前已经有这些器官的问题，那后果将更严重。

可按以下方式预测风险：舒张压＜ 100mmHg 的轻度高血压患者，麻醉危险性与一般患者相当；舒张压为 100 ～ 115mmHg 的中度高血压患者，有一定的麻醉危险性；舒张压持续在 115mmHg 以上的严重高血压患者，麻醉危险性较大，术中和术后有可能发生心、脑、肾并发症，这时需要先进行内科治疗，将血压调节到满意的水平再进行手术。

麻醉方式也会影响血压水平。总体而言，采用椎管内麻醉，即老百姓常说的“半身麻醉”，对血压的影响相对较小，而全身麻醉则因为抑制了中枢神经系统，所以血压波动相对较大。

随着现代麻醉监测手段的进步和降压效果良好的降压药物的使用，术中的血压能够得到很好的监测，一般都能对其及时做出调整。通过骨科医生、心血管内科医生和麻醉医生的合作，多数高血压患者都能安全度过围术期，高血压患者在这个过程中应该做的是规律地测量血压、继续服用降压药物，直到手术当天的早晨，放松心情，消除紧张情绪，积极配合医生治疗。

心脏是重要的生命器官，常见的心脏病如冠心病、心脏瓣膜病、心律失常等都对手术有较大影响。关节炎患者长期活动受限，活动量下降，长期缺乏锻炼则心肺功能变差，平时生活还能维持，但是如遇上手术这样的“应急”情况，就可能出问题。入院后，需要对患者的病情进行仔细评估，尤其注意心肌供血的状况、心功能和心律情况，权衡利弊，做出正确的选择。

（1）冠心病：发病率较高，除了已经明确诊断的患者，还有相当数量的患者存在心肌缺血，但是因没有症状，所以术前容易被忽视，在手术的“打击”下患者发生心肌梗死，这样的“隐形杀手”更应注意。轻度、稳定的心绞痛在手术风险方面和正常人相当，但是对于近期（半年内）发生过不稳定型心绞痛或心肌梗死的患者，手术危险性将大大增加，因为麻醉和手术的刺激会诱发心肌缺血，引起心肌梗死。因此，6 个月内有过心肌梗死的患者不建议手术，但如果置入支架或行旁路移植手术治疗的患者堵塞的血管恢复通畅，则在术前需仔细评估其病情，如果检查后没有明显的心肌缺血，则可以手术。手术前后还要继续服用平时抗心肌缺血的药物。

（2）心脏瓣膜疾病：具有严重临床症状的患者应该先手术矫正或介入治疗瓣膜疾病，有些没有明显临床症状的患者可以在严密的监测和积极的内科治疗下手术。

（3）心功能不全：术前通过超声心动图评估。如果心功能严重低下，则不建议手术；若程度较轻，则需要内科治疗好转后，在严密的监测下进行手术。

另外，某些心律失常的患者还需要在术前安装临时起搏器。

严重高血压、心脏病患者行关节置换手术有较大风险，但是多数患者通过积极的内科治疗，再加上手术过程中良好的监护，都能“挺过来”。

· 高血压患者在控制好血压的情况下可以进行人工关节置换术。一般来说，高压不超过 160mmHg，低压不超过 90mmHg。
· 利血平会影响手术安全，一般需要提前更换成其他降压药。
· 有心脏疾病的患者需要在术前进行详细评估，以确保手术安全。

43 有慢性肺部疾病，肺功能不佳的患者能做人工关节置换术吗?

有肺部疾病、肺功能不佳的患者人工关节置换术前需要进行肺功能、血气分析等检查，必要时还需要请麻醉科、呼吸内科医生等进行联合会诊，评估呼吸系统的情况。

如果患者的腰椎没有严重的疾病，可以进行椎管内麻醉，这对于有肺部疾病的患者是最好的选择，这样可以尽可能地避免刺激肺部。但如果由于腰椎疾病无法行椎管内麻醉，需要进行喉罩或气管插管全身麻醉时，肺部的风险就会相应增加，术后有可能需要转入监护病房观察一段时间。

术后需要谨防肺部感染等并发症，应尽早坐起，锻炼呼吸，加强拍背咳嗽排痰，尤其是对于全身麻醉的患者。

总之，合并慢性肺部疾病、肺功能不佳的患者，行关节置换手术的风险比普通人高，尤其是需要全身麻醉的情况下。作为医生，需要在术前对患者的呼吸系统进行详细的评估，使患者权衡接受手术的利与弊，从而慎重做出决定。

· 如果可以，选择椎管内麻醉，可以降低合并肺部疾病的患者术后肺部并发症的风险。
· 术后需要谨防肺部感染等并发症。

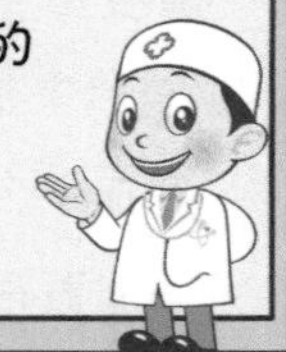

44 得过脑梗死的患者能做人工关节置换术吗?

脑梗死有轻有重，首先需要对脑梗死和脑部血液供应情况进行评估。有的老年人自己感觉没有相关症状，只是头颅 CT 报告显示有“腔隙性脑梗灶”，这种情况行人工关节置换术一般影响不大。

对于有症状的脑梗死患者，一般要求间隔半年到 1 年再进行人工关节置换术，这样比较安全。但即便如此，也需要在手术前进行详细的评估，权衡手术的利弊，从而做出决定。

· 如果明确患过脑梗死，则不适合近期进行人工关节置换手术，一般要求间隔半年到 1 年再进行人工关节置换手术，这样比较安全。

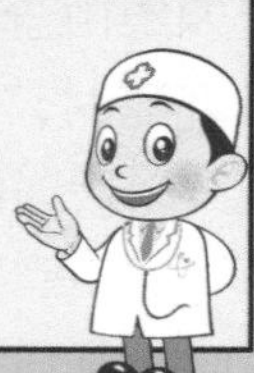

45 得过静脉血栓的患者能做人工关节置换术吗?

静脉血栓一般经过 3 个月左右就会“机化”，即血栓紧紧地长在血管壁上，转变为陈旧性血栓。经过血管彩色多普勒超声等相关评估，可以进行人工关节置换术。

但是，患过静脉血栓的患者，手术后再次出现静脉血栓的风险会大大提高，所以患者术后一定要注意预防静脉血栓。

46 肝功能异常、肾功能不全的患者能做人工关节置换术吗？

在笔者所在医院就诊的患者中，有不少患者合并有肝功能异常或肾功能不全，这些患者能做人工关节置换术吗？

肾脏是人体重要的“排毒”器官，肾功能不全的患者虽然手术的风险会相应地增加，但是可以做人工关节置换术。需注意术前、术后要避免使用肾毒性药物，术后注意监测尿量。笔者所在医院曾对数例严重肾功能不全尿毒症期、需要长期接受透析的患者进行人工关节置换术，其中有一例换肾手术失败的双侧肾衰竭患者，该患者在肾内科医生的密切配合下安全地度过了围术期，并顺利恢复。

肝功能异常的患者，行人工关节置换术要慎重。部分肝炎患者在手术“打击”下可能会暴发肝炎急性发作、肝衰竭。一般来说，对于肝功能异常的患者，术前在肝病科医生的帮助下进行保肝治疗，待肝功能基本恢复正常后再进行手术是比较安全的。

- 肝功能异常的患者，行人工关节置换术要慎重。
- 术前在肝病科医生帮助下进行保肝治疗，待肝功能基本恢复正常后再进行手术是比较安全的。

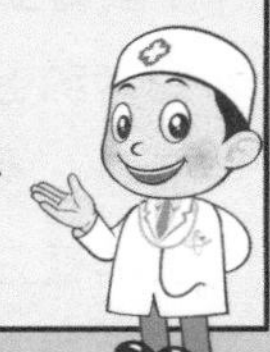

47 血友病患者能做人工关节置换术吗?

血友病是一种遗传病，通常轻微的创伤就可以造成出血不止，反复出血可导致骨质破坏和关节功能丧失，形成慢性关节炎，即血友病性关节炎，严重的甚至会造成关节畸形，需要手术矫正才能恢复功能。可能大家有疑问：“轻微的创伤就会造成血流不止，那手术开那么大的口子，岂不‘血流成河’”？要是不采取措施，可不就是这么回事！如果处理不好，后果不堪设想。

但是，对于这种病例，我们还是有办法的。首先，手术医生要与血液科医生积极配合，制订手术方案；其次，手术前、中、后期严密监测患者的凝血功能；最后，准备好充足的新鲜血小板和患者所缺乏的凝血成分，保证及时补充，这一点最关键，所以一般只有大型综合医院才能做到。另外患者经济上需能够承受。在笔者所在医院20多年所接诊的10 000多例人工关节置换术患者中，血友病患者就有几十例，在手术前后都得到了有效的治疗，且安全度过了围术期。其中最复杂的一位患者是因为长期输注凝血因子，体内产生了相应的抗体，造成术后治疗困难，经过笔者所在医院血液内科积极的配合，患者转危为安，新的关节也使其能活动自如了。由此看出，血友病性关节炎涉及骨科之外的复杂问题，选择在大型综合医院治疗更能保证患者的安全。

- 在强调生活质量的今天，当血友病性关节炎发展到严重影响生活时，患者的治疗态度应该积极。关于是否行人工关节置换术以改善生活质量，患者可能还存在种种疑虑，但是在看了上面的讲解之后，心头的疑云是否消散了呢?
- 血友病患者手术的关键在于补充所缺乏的凝血因子。
- 在保证手术及术后康复期间补充足够的凝血因子情况下，手术是比较安全的。

48 长期服用激素会影响人工膝关节置换术吗？

生活中好多人十分害怕激素治疗，都有“能不用就不用”的想法，甚至连外用的激素药膏和滴鼻剂都十分慎重，主要是害怕激素的不良反应，更别说服用激素时做手术了，但是实施人工膝关节置换的患者好多都患有风湿性疾病，都有长期服用激素的历史，尤其像类风湿关节炎和系统性红斑狼疮患者，同时面临着激素的不良反应和手术的“打击”，那么他们能否平安度过围术期呢？

众所周知，长期服用激素有很多不良反应，除了人们熟知的向心性肥胖、多毛等外观上的改变外，还有一些副作用对实施手术有很多不良影响。但是只要控制得当，患者完全可以安全度过围术期，并达到和其他患者一样的优良效果。

长期服用激素的不良影响和预防措施如下。

（1）感染：激素抑制机体对炎症的反应，从而使机体抗感染的能力下降。因此，轻微的感染可能演变为全身性感染，所以术后必须注意伤口情况，预防性使用抗生素必须有效、足量。

（2）血糖升高，甚至糖尿病：激素可使血糖升高，诱发糖尿病，手术前后必须监测血糖，应用胰岛素治疗。若血糖控制不佳，会产生一系列问题。

（3）骨质疏松：长期服用激素会造成骨质疏松，使骨骼强度下降，有可能产生术中骨折和术后假体松动、下沉等问题，影响假体寿命，所以使用激素的同时应该采用抗骨质疏松治疗。

（4）消化性溃疡：激素可刺激胃酸和酶的分泌，若患者在平时就有发生溃疡的倾向，在麻醉及手术“打击”下，极有可能诱发溃疡及出血，所以手术后要加强抗胃酸治疗。

（5）电解质紊乱和高血压：激素可减少水和钠的排泄，增加钾的排泄，导致高血压和低钾血症，术前需调整好电解质和血压水平，术后密切监测，采取相应措施。

（6）皮肤菲薄：长期使用激素可使皮下脂肪堆积、皮肤变薄，不利于术后伤口愈合，所以医生在手术过程中要注意操作力度。而且此类皮肤轻度受压就可能引起血肿和皮肤溃疡，甚至粘贴胶布都能引起皮肤损伤，这都需要医护人员和患者格外注意。

（7）生理激素分泌受抑制：正常人体内能分泌一定量的激素，满足生理需要，但是长期服用激素，这种内在的“生产”就会被抑制，如果手术时不及时补充，人体内的激素工厂“罢工”，这时人体就不能应对麻醉和手术的“打击”，会有生命危险，所以长期服用激素的患者，即使已经停药数月，也需要在术中、术后补充激素以平安度过围术期。

对于上述问题，医生要有足够的认识，尤其对近期使用激素的患者，一定要在围术期给予激素补充。患者要配合医生的治疗，以平安度过围术期。

·长期服用激素对人工关节置换术的影响主要有两方面。

（1）增加感染的风险。

（2）生理激素分泌受抑制，增加手术风险，需要在术中、术后补充激素，以平安度过围术期。

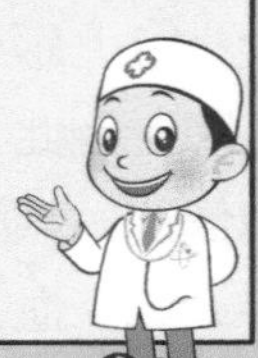

49 如长期服用抗凝药，手术前需要停药吗?

抗凝药会增加出血风险，所以一般手术前1周左右停药。但有的患者因为一些内科疾病必须持续服用抗凝药，这种情况下可以与医生协商，将平时口服的抗凝药改成短效抗凝药，这样既不影响内科疾病的治疗，又不会增加外科手术的风险。

常见的抗凝药包括阿司匹林、氯吡格雷（波立维）、华法林等，其中阿司匹林对出血的影响较小。如果患者因冠心病、血管支架等原因长期服用阿司匹林，为了不增加术后心脑血管并发症风险，术前可以继续服用；但如果没有上述问题，仅仅是为了预防心脑血管疾病风险而服用阿司匹林，那么术前建议停药。

·抗凝药会增加出血风险，所以一般手术前1周左右停药。

·阿司匹林是否需要停用，取决于具体病情，建议咨询医生。

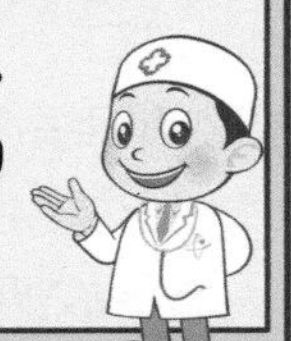

50 行人工膝关节置换术前需要准备什么？

人工膝关节置换术发展到现在已经是非常成熟、常规的骨科手术，手术操作、手术前后的管理都已经规范，所以如果患者正在等待接受人工膝关节置换术，不必过于紧张和担心，该手术的成功率非常高。为了进一步确保手术安全和成功，术前进行一些准备仍有必要。

（1）尽量降低感染风险：人工关节置换术最怕感染。目前国际大量研究报道的数据统计显示，人工膝关节置换术后感染的发生率为0.5%～1%，其中大部分发生在术后1年以内。笔者所在医院每年约行2000例人工关节置换术，术后发生感染的患者每年有1～5例。许多因素可能导致术后发生感染的概率增加，如身体抵抗力下降（如高龄、营养状况差等）、糖尿病、类风湿关节炎、长期使用激素、术前使用免疫抑制剂、身体其他部位存在潜在感染灶（如足癣、牙龈炎、丹毒、皮肤破溃化脓、肺炎等），其中有些因素是可以改善的，这就需要提前进行准备。

1）血糖控制：如果患者患有糖尿病，住院前需要将血糖控制好，目标血糖值为空腹8mmol/L以下，餐后10mmol/L以下。

2）处理身体潜在感染灶：如果患者有口腔、牙齿等问题，手术前应去口腔科进行处理；如果有足癣，应该前往皮肤科进行处理，并在手术前每天使用消毒液进行清理；如果有皮炎、皮肤破损等问题，应进行相应诊治，保证手术前皮肤破损处干燥、无渗液。

3）调整用药：如果患者因为其他疾病需要长期使用激素或免疫抑制剂，应在手术前前往相应专科就诊，咨询能否调整剂量或暂停使用（注意：激素的用量调整需要一个缓慢的过程，不能马上停用，以免出现危险）。

4）避免在手术前1个月进行膝关节的玻璃酸钠注射等关节穿刺治疗。

5）戒烟：吸烟会增加术后肺部并发症及感染风险。

（2）管理慢性病，保障手术安全。

1）控制血压：如果患者长期服用降压药利血平，应提前前往心血管科就诊更换降压药，因为长期服用利血平会增加手术风险。

2）管理心脑血管疾病：如果半年内有明确的心绞痛或脑梗死发生，应考虑推迟手术时间。

如果患者身体一般状况良好，没有上述问题，则只需要做好心理准备，放松心态即可。还可以提前了解一些手术相关知识，以便更好地应对围术期遇到的问题。

·手术前可以提前做的准备工作如下：

（1）尽量降低感染风险。

1）控制血糖。

2）处理身体潜在感染灶。

3）调整免疫抑制剂及激素等用药。

4）避免在手术1个月前进行关节穿刺治疗。

5）戒烟。

（2）管理高血压、心脑血管病等慢性病，保障手术安全。

第三篇

人工膝关节置换术后康复

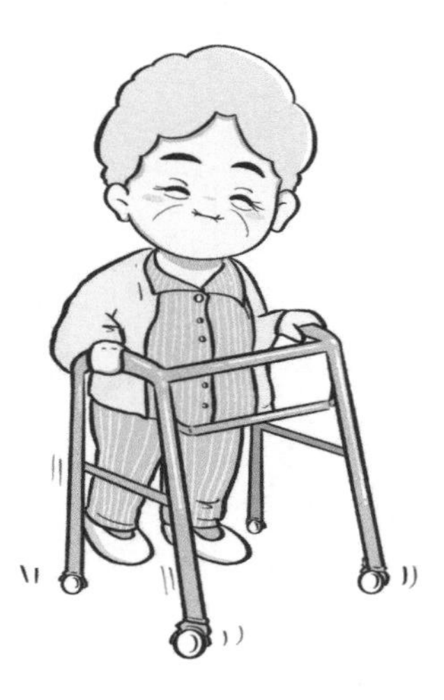

51 术后医生让平躺，是一动不动吗？

手术后回到病房，医生一般嘱咐平躺 6 小时再坐起来，这主要是为了预防麻醉后头晕不适等情况的发生。但在平躺时并不是一动不动，只要不抬头，其他部位是可以随意动的。例如，可以做勾脚绷腿活动，目的是通过腿部肌肉的一紧一松，促进血液循环，肿胀消退，还可以预防血栓；也可以做膝关节屈伸活动。还可以挺腰、抬臀，缓解腰酸不适；也可以稍微侧侧身，变换一下体位缓解疲劳。

· 术后卧床情况下也鼓励适当活动，包括勾脚绷腿、屈伸关节、挺腰等。

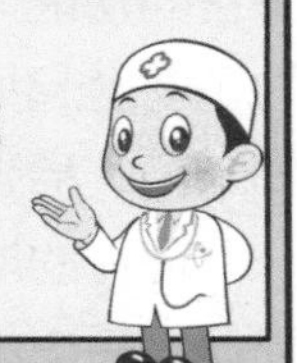

52 人工膝关节置换术后多久可以坐起来？

人工膝关节置换术后，由于麻醉的作用，患者需要平躺一段时间，过早坐起可能会出现头痛、恶心等不适。一般手术结束后 6 小时才可以坐起来。

随着麻醉技术的进步，现在临床也开始提倡缩短麻醉后卧床时间，可能不久的将来，人工膝关节置换术后不再需要平躺 6 小时，2 ～ 4 小时就已足够。

·手术后需要平躺6小时才可以坐起来。

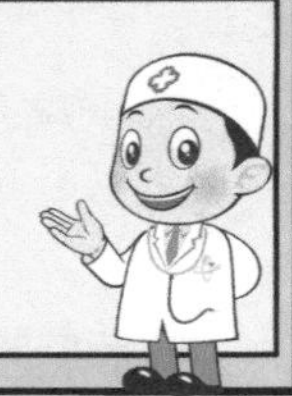

53 人工膝关节置换术后口干怎么办？术后多久可以进水、进食？

人工膝关节置换术一般采用全身麻醉或椎管内麻醉，手术麻醉后由于吞咽功能可能受影响，过早进水、进食可能发生呛咳甚至窒息，所以为了安全起见，一般术后6小时才可少量进水和少量进食。饮食要清淡，如米汤、稀粥等。

现在的麻醉技术已有了很大进步，医生的观念也在改变，已有专家提倡术后2小时吞咽功能恢复后即可进水、进食。但目前我国临床上仍然执行“术后6小时进水、进食”的规范。如果术后患者口干难忍，可以用棉签蘸水擦拭口腔。

·为了防止术后发生呛咳甚至窒息，一般要术后6小时再进水、进食。

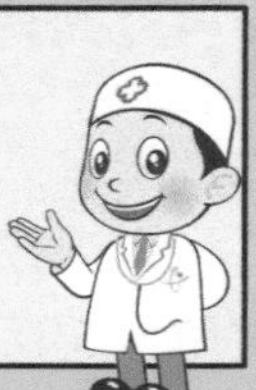

54 术后多久可以下地？每天应该下地走多久？

人工膝关节置换术后，手术关节就已经可以完全承受身体的重量，理论上可以下地。但如果患者大腿部位放置了镇痛软管，它会暂时麻痹患者的股神经，使大腿缺少力量，下地会有跌倒的风险，所以需要等到术后 2 天拔掉软管后 6 小时才可下地。

第一次下地活动时一定要注意安全，我们提倡先在床边坐一会，适应后再在习步架辅助和有经验的医生帮扶下在床边站一会，如感觉尚可，无头晕等不适，可尝试行走等活动。行走时注意步态要小，且双脚和习步架之间要保持一定的距离，这样才能保持稳定。有的老年患者体质比较弱，第一次下地时头晕等症状严重，则在床边站一站即可，不可操之过急。

至于每天应该下地走多久，这因人而异。有的患者关节肿胀比较严重，那就应该减少甚至避免下地活动。一般来说，术后 1 周内是肿胀比较严重的阶段，应该控制下地活动的时间，主要的下地活动就是去卫生间；1 周以后可以根据患者的关节肿胀和疼痛情况调整下地活动的时间。

我们提倡患者术后尽早下地，因为下地可以促进下肢血液循环，能很好地预防静脉血栓的形成。

- 人工关节置换术后鼓励早下地。根据身体情况，一般术后 1 ~ 2 天下地活动。
- 下地活动的量根据腿肿情况调整。
- 术后 1 周是肿胀较严重的阶段，应控制下地活动时间。

55 术后早期卧床情况下可以做哪些锻炼?

人工膝关节置换术后一般 2 天可下地活动，术后前 2 天以卧床为主。这时可以做勾脚活动，轻抬膝关节。目的是通过腿部肌肉的一紧一松，促进血液循环，使肿胀消退，还可以预防血栓。也可以做膝关节屈伸活动。此外，应注意要在他人帮助下定期翻身，以防止压疮的发生；还要注意多起来坐一坐，以免长时间卧床导致突然坐起或下地时头晕、跌倒。

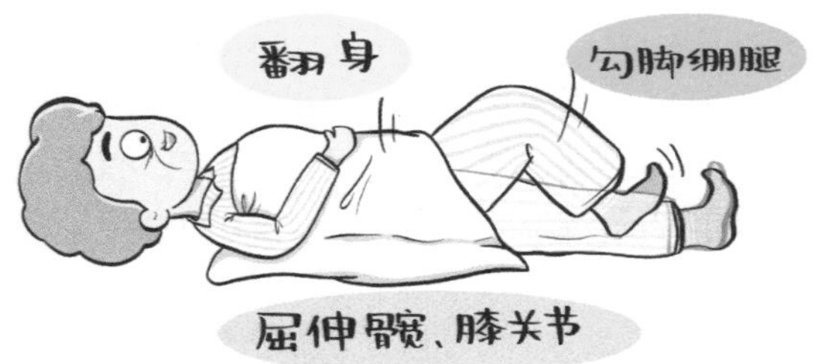

· 人工膝关节置换术后卧床情况下可以进行的活动如下：

（1）勾脚绷腿。

（2）屈伸髋、膝关节。

（3）翻身。

56 术后早期饮食等方面需要注意什么?

饮食上无特殊限制，患者可以进食自己喜欢的食物。但术后前几天由于不能下地坐便，建议进食清淡、易消化的食物，避免便秘。同时，避免进食辛辣等刺激性食物。

另外，人工关节置换术后第一次排便时可能比较困难，这时不要勉强，曾有一位患者在人工关节置换术后第一次排便时，由于便秘，过度用力而诱发心肌梗死。这时应借助促进排便的药物如开塞露等，这对于冠心病等心脑血管疾病患者尤其重要。

57 术后疼痛怎么办？

手术会诱发人体产生大量引起疼痛的炎性物质，从而导致疼痛，人工膝关节置换术也不例外。随着手术技术和术后镇痛的进步，医生对人工关节置换术后疼痛的控制越来越好，大多数人工关节置换术后的患者疼痛程度都可以控制在轻度及以下。

人工膝关节置换术后的疼痛在术后前 3 天最为明显。此后，随着组织创面的逐渐愈合，疼痛逐渐减轻。

少数患者如果术后疼痛严重，一定要告诉医生，以寻求帮助。另外，可以暂时减少康复锻炼，减少下地和屈膝活动，适当进行勾脚锻炼。

· 如果人工膝关节置换术后疼痛严重，导致腿部不能活动，甚至影响睡眠，应及时告诉医生，调整用药。

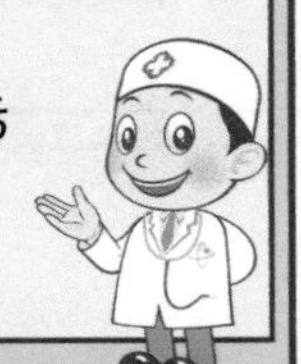

58 手术前就是膝盖后方疼痛，怎么术后还是那里疼痛呢？

受膝关节疾病困扰的患者通常会有膝盖后方疼痛的经历，有的甚至主要是感觉膝盖后方疼痛。膝关节的磨损或炎症等病变怎么会引起后方疼痛呢？原因在于膝关节后方肌肉间隙较大，膝关节内的炎症、积液会向后方渗入，尤其是当处于平躺等体位时，关节内的积液会在重力作用下向后方渗入，所以，膝关节疾病患者多数会有膝盖后方不适。

在做完人工膝关节置换术后，有的患者仍会感到膝盖后方疼痛。这是怎么回事？是不是手术不成功？其实不是。原因如下：

（1）术后前2天，多数患者都会在大腿根处放置一个镇痛泵，该镇痛泵是针对股神经的。股神经的分布区域主要在腿的前方，所以该镇痛泵主要减轻腿前方的疼痛，腿后方尤其是膝盖后方的疼痛会显得非常明显。

（2）拔掉镇痛泵后，膝盖后方的疼痛会有所减轻，但由于手术的创伤、关节积液等还没有恢复，仍会引起膝盖后方的疼痛。随着人工膝关节置换术后的逐渐康复，膝盖后方疼痛的感觉也会逐渐减轻。

· 膝关节置换术后可能仍会出现膝盖后方疼痛，这是正常现象，但疼痛会逐渐消失。

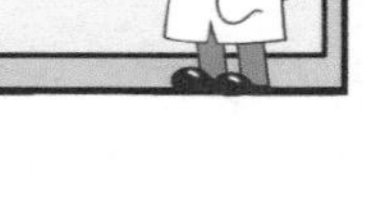

59 大腿上放置的镇痛小软管总是往外渗液是怎么回事？

笔者所在医院接收的膝关节置换患者中，多数术后会在大腿根部放置一个镇痛的软管，这是股神经镇痛泵，是在B超或神经刺激仪等设备帮助下将软管放置到股神经周围，从而阻滞股神经分布区域的疼痛。

此镇痛软管不同于普通的输液管，它不是放置在管腔或空腔内，而是放置在皮下的疏松软组织中，周围并没有明显的空腔，就像给树干扎一根输液管一样，会有部分液体渗出，尤其是当镇痛泵给药速度比较快时，渗液更明显。所以在放置镇痛泵时会在软管表面贴一块吸水敷料，将渗出的液体吸走。但即使这样，有时还是会遇到大量渗液的情况。

解决该问题的办法是告诉主管医生或护士，让他们联系放置镇痛泵的医生来帮助解决。

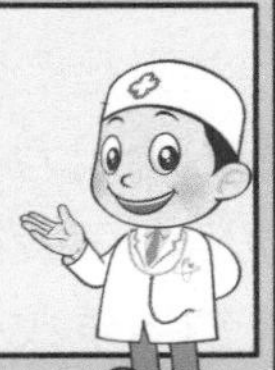

· 人工膝关节置换术后，大腿上放置的镇痛小软管可能会往外渗液，这与镇痛泵放置在没有空腔的皮下疏松软组织中有关。

60 手术后回到病房还是不能勾脚是怎么回事？

人工膝或髋关节置换术后刚回到病房时，多数患者都不能勾脚，主要原因是椎管内麻醉还没有恢复。

另一个原因是，为了减轻术后疼痛，医生可能会在手术室给患者大腿根后方注射一次镇痛药物，主要是阻滞坐骨神经分布区域——腿部后方的疼痛，同时也会影响勾脚活动。在镇痛药物的影响下，有的患者在麻醉效果过去后仍然无法勾脚，但一般 12 小时左右都能恢复，有的可能术后 20 小时左右才会恢复勾脚活动。

· 手术后由于麻醉和镇痛药物的影响，患者会出现无法勾脚的现象，这是正常的，一般 12 小时左右都能恢复，有的可能术后 20 小时左右才会恢复勾脚活动。

61 人工膝关节置换术后怎么抬不起腿了？

抬腿活动依靠大腿前方的肌肉力量，如股四头肌收缩来进行，而股四头肌是受股神经支配的。一方面，由于手术后疼痛，患者可能不敢或者不会用力收缩股四头肌；另一方面，由于多数患者放置的股神经镇痛泵阻滞了股神经，可导致股四头肌收缩无力、腿麻等症状。待拔掉股神经镇痛泵数小时后，患者抬腿的力量可逐渐恢复。

- 人工膝关节置换术后前几天无法抬腿是正常现象。
- 继续进行勾脚绷腿锻炼，慢慢就会抬起来的。

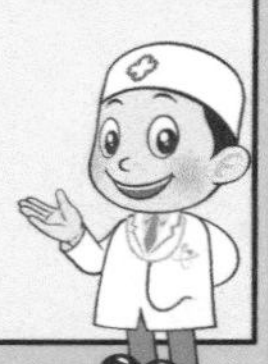

62 术后发热正常吗？

很多患者都知道，人工关节置换术后感染是非常可怕的，因此，当术后出现发热时就担心：不会是感染了吧？

前面提到，人工膝关节置换术是创伤比较大的手术，由于出血会形成膝关节周围的血肿，在血肿吸收的过程中体温升高。因此，术后前 3 天几乎所有的患者都会发热，个别患者甚至体温达 38.5℃以上。由于血肿的吸收是一个比较漫长的过程，极个别患者在术后相当长的一段时间内都可能会在下午、晚上出现低热（一般在 38℃以下），这种发热是一种正常现象，只要伤口愈合良好，膝关节肿胀逐渐消退，体温升高无大的波动，就不必担心。但是，如果术后 5 ～ 7 天，体温基本恢复正常后突然出现明显的体温上升，达 38℃以上，则需要提高警惕。这时应引起患者和医生的重视，应考虑是否有泌尿系统、肺部、消化道等感染。

· 术后前 3 天发热是正常现象。

· 术后体温恢复正常一段时间后，再次出现体温上升，则需要警惕，应及时就医。

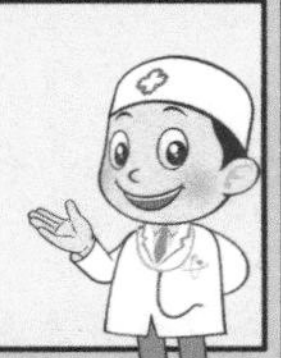

63 术后膝关节、小腿肿胀正常吗?

人工膝关节置换术由于创伤较大，积血、渗液会在膝关节及其周围的肌肉间隙聚集，导致膝关节周围肿胀。同时，由于手术对下肢血管，特别是小静脉的破坏及膝关节肿胀对静脉的压迫，可导致患者早期下肢静脉回流减弱，从而出现小腿肿胀，下地活动后尤为明显。因此，人工膝关节置换术后膝关节、小腿肿胀是很常见的症状。

这种肿胀一般会在术后 7 天后逐渐减轻，但完全消退要等到术后半年左右。肿胀较严重的患者可以减少下地活动，并注意抬高下肢以促进静脉回流。

· 术后腿部肿胀是正常现象，以术后 1 周内最为严重，之后会逐渐减轻，可能会持续至术后半年左右。

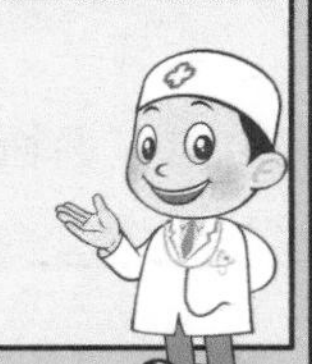

64 术后下肢皮下淤血是怎么回事?

有的患者行人工膝关节置换术后出现下肢皮肤发紫的现象，即下肢皮下淤血，这是怎么回事呢?

（1）术后膝关节内的部分积血可通过关节周围的软组织间隙逐渐渗到皮下，导致皮下淤血。这种淤血受重力作用，多位于位置较低的靠近床面的皮肤处。

（2）术后皮下淤血与抗凝药有关。人工膝关节置换术后，为了预防静脉血栓，会给患者应用抗凝药物，但抗凝药物的不良反应是使出血的风险增加。这种皮下淤血并不局限于靠近床面的皮肤处。对于皮下淤血严重的患者，可考虑停用抗凝药物。

（3）术后皮下淤血还与患者毛细血管的脆性有关。人工膝关节置换术需要在大腿根部捆绑止血带，彻底阻断下肢血供，以保证手术过程中视野清晰，方便手术。血液断流时间短则 10 分钟，长则甚至可达 1 ～ 2 小时，但这会引起下肢毛细血管条件不良的患者术后出现毛细血管通透性增加、血管内血液渗漏、皮下淤血的现象。

但是，不必担心，皮下淤血一般在术后 3 ～ 4 周可彻底自行消失。

· 术后皮下淤血、发紫是正常现象，一方面与手术淤血吸收有关，另一方面与术后使用预防血栓的药物有关。
· 皮下淤血一般 3 ～ 4 周都可自行消失。

65 有的患者放置引流管，有的没放，是怎么回事?

人工关节置换术后放置引流管的目的是将关节内的积血、渗液引流出来，一般术后 1 ～ 2 天拔掉。

但有的手术医生并不常规放置引流管。原因在于：①随着人工膝关节置换术技术的进步和成熟，手术引起的出血量大大减少；②有的医生通过研究观察发现，不放置引流管术后肿胀并没有明显加重，或者有的医生术中不上止血带，也可以很彻底地止血。

其实是否放置引流管并不是绝对的，这与患者的出血情况、医生的习惯等因素有关。患者对此不必过于纠结。

另外，放置引流管的患者在拔出引流管后，引流口并未闭合，这时可能会从引流口渗出陈旧性血液。如果渗出较多，浸透敷料，应及时更换敷料。通常拔管 1 天后引流口会逐渐闭合，停止渗出。

· 术后放或不放置引流管没有对错，这取决于医生根据手术情况所做的选择。

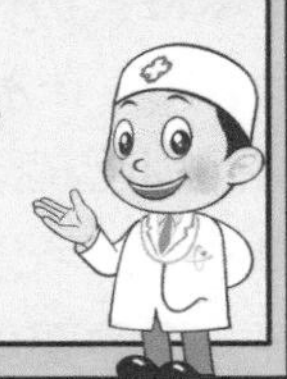

66 人工膝关节置换术前要放置导尿管吗?

手术前放置导尿管的目的在于避免麻醉后出现排尿困难、尿潴留等症状，同时便于术中观察尿量。但随着麻醉和人工关节置换技术的进步，越来越多的关节中心在人工膝关节置换术前可以不必留置导尿管。笔者所在医院早在 2013 年前后，对于常规的初次人工膝关节置换术患者，术前不使用留置导尿管。

根据我们的临床观察，只有约 5% 的患者术后会出现排尿困难、尿潴留等症状。对于这部分患者，在坐起后仍无法排尿的情况下可能需要留置导尿管，一般术后 2 天患者下地后拔掉即可。

· 人工膝关节置换术前不需要常规放置导尿管。

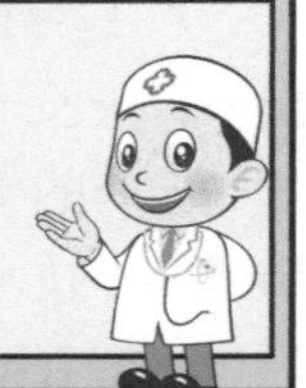

67 伤口需要经常换药吗?

在病房里，提到换药，好多第一次做手术的患者就非常害怕，以为换药很痛苦，这有点夸张。说是换药，其实并没有"药"，只是更换纱布敷料。伤口覆盖纱布的目的是隔绝外界细菌，保持伤口清洁，以利愈合，尤其在术后早期，伤口还没有长好，细菌有可能通过伤口进入体内，从而引起感染。伤口覆盖纱布的另一个目的是吸附渗出的液体，保持伤口干燥。所以，换药就围绕上述两个目的，只要有渗出，敷料外层被浸湿，就需要更换。术后早期，伤口渗出比较多，所以换药就比较勤，越是到后期，换药次数越少，直到拆线。

换药次数绝不是越多越好，因为频繁换药会增加伤口接触外界的机会，干扰伤口的对合，不利于术后早期的抗感染。通常 3 ～ 4 天后很少需要再换敷料，直到拆线。

· 伤口换药其实并没有特别的药，只是用酒精等消毒液清洁伤口后更换干净的敷料。
· 如果伤口敷料干燥，则不需要频繁换药。

68 术后出现静脉血栓怎么办?

正常情况下，血管内壁非常光滑，血液保持一定的速度流动。所以，血液中的成分并不容易淤滞并堵塞血管。

但是，人工关节置换术后的患者，由于术中对部分血管内壁不可避免的损伤、术中止血带导致的血流停滞，以及术后卧床所致的血流减慢，术后出现静脉血栓的风险比较高。即使现在术后常规采用足底静脉泵、抗凝药物等方式预防血栓，仍有部分患者术后出现静脉血栓，尤其是高龄、静脉曲张、曾经得过静脉血栓及术后对疼痛敏感不敢活动的患者。

那么，万一术后出现静脉血栓，怎么办？这要看血栓的具体部位。

如果血栓位于小腿肌间静脉，即肌间静脉血栓，患者不必紧张。肌间静脉血栓在术后很常见，即使采用各种预防血栓的方法，仍然有不少患者术后会出现肌间静脉血栓。但是，肌间静脉血栓脱落的风险很小，发生后进行规范的抗凝治疗即可，并不影响术后的康复锻炼和下地活动。

如果血栓位于大静脉，如腘静脉、股静脉等，血栓发生率很低，但影响较肌间静脉血栓大。通常可引起下肢明显肿胀，而且脱落的风险较肌间静脉血栓大，危险性也更高，需要肢体进行一段时间的制动，有的可能还需要放置静脉滤网进行治疗。

· 术后若发生静脉血栓，患者不必惊慌。

（1）多数患者术后会发生肌间静脉血栓，这并不影响术后的康复锻炼和下地活动。

（2）少数血栓位于腘静脉、股静脉等大静脉，可能需要一段时间制动。

69 术前医生会强调肺栓塞风险，真的那么可怕吗？怎么预防？

人工关节置换术后的患者，如前文所述，易于形成下肢静脉血栓，甚至发生肺栓塞。

肺是人体的呼吸器官，也是全身组织所需氧气的来源。发生肺栓塞后，人体的氧气供应就会受到影响。如果是大面积的肺栓塞甚至会危及生命。人工关节置换术后发生肺栓塞的风险约为0.1%，虽然很少见，但确实很可怕。

肺栓塞的预防基于改善血液的高凝状态，主要有物理治疗和药物治疗两种。

（1）物理治疗：包括术后早期勾脚练习以促进血液流动，尽早下地活动，使用足底静脉泵、弹力袜等。

（2）药物治疗：预防血栓的药物种类比较多，包括香豆素类（如华法林）、低分子量肝素（如速碧林），以及直接作用于凝血酶的药物（如拜瑞妥）和阿司匹林等。

通过术后预防血栓药物的应用，辅以足底静脉泵、弹力袜等物理疗法，并鼓励患者术后早期进行勾脚练习以促进血液循环和尽早下地活动。关节置换术后肺栓塞尤其是致命的肺栓塞已很罕见，但对于既往有静脉血栓病史的高危患者仍需要提高警惕。当出现突发的胸闷、胸痛、血氧饱和度下降等症状时，需注意是否发生了肺栓塞。

- 关节置换术后发生肺栓塞的风险约为0.1%，虽然很少见，但确实很可怕。
- 当出现突发的胸闷、胸痛、憋气等症状时，需要注意是否发生了肺栓塞。
- 肺栓塞预防的关键在于术后早活动、早下地。

70 行人工膝关节置换术住院期间如何配合医生进行康复锻炼?

人工膝关节置换术后的康复锻炼非常重要，直接关系到手术的效果和术后膝关节的功能。

要想关节功能好，一方面要有强大的动力系统——肌肉力量，另一方面需要有良好的关节活动度。人工关节的康复也是围绕这两方面进行。

（1）肌肉力量锻炼：人工膝关节置换术后要重点锻炼股四头肌的力量。股四头肌是大腿前方的肌肉，是膝关节活动最重要的动力系统。股四头肌最常用的锻炼方法是“勾脚抬腿”（见图 8-1）：①勾脚尖；②蹬脚后跟，尽量将膝关节绷直；③抬起下肢，脚后跟距离床面约 20cm，坚持 5 ～ 10 秒，放下。勾脚抬腿锻炼 5 ～ 10 次为一组，视情况每天可进行多组。

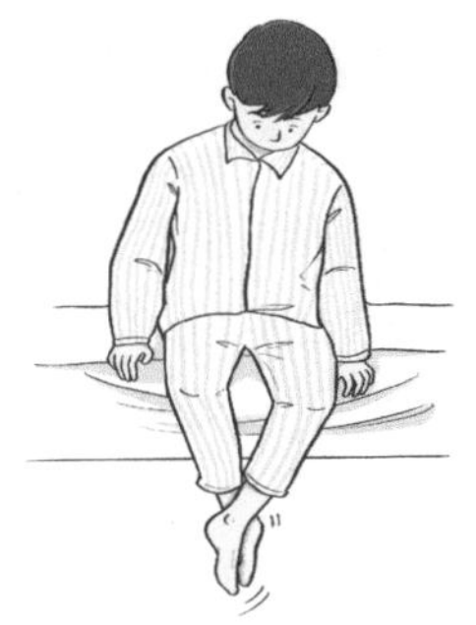

自然垂膝屈曲锻炼

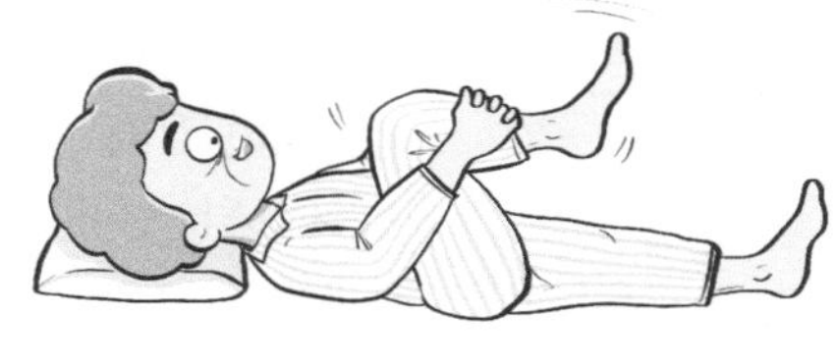

抱腿屈曲锻炼

（2）关节活动度锻炼：术后 3 个月内是关节活动度锻炼的“黄金时期”，应在这个阶段达到目标关节活动度，即膝关节完全伸直、屈曲达到 100° 以上。练习膝关节打弯的方法有很多。可以坐在床边，让小腿自然下垂，也可以用健腿脚后跟压住手术侧下肢的脚背，辅助关节屈曲锻炼；或者患者躺在床上，双手抱住小腿帮助膝关节打弯；健身房的静态自行车是锻炼膝关节屈伸活动一种很好的器械。术后膝关节不能完全伸直的患者，可以在脚后跟放个垫子，悬空膝关节，然后向下按压关节帮助伸直。

住院期间，一般也就是术后2周左右伤口拆线前的这段时间，该怎样进行康复锻炼呢?

膝关节置换术后2～3天，患者尚未下地，在此期间可以进行勾脚练习，通过勾脚收缩小腿肌肉可以促进血液循环，预防血栓形成。还要注意定时翻身以防发生压疮。术后第1天应将患者床头摇高，扶患者坐起，并鼓励患者积极咳痰，尤其是气管插管全身麻醉的患者，气管和肺部蓄积了不少痰液，如不及时排出，可能引起肺不张和肺部感染。

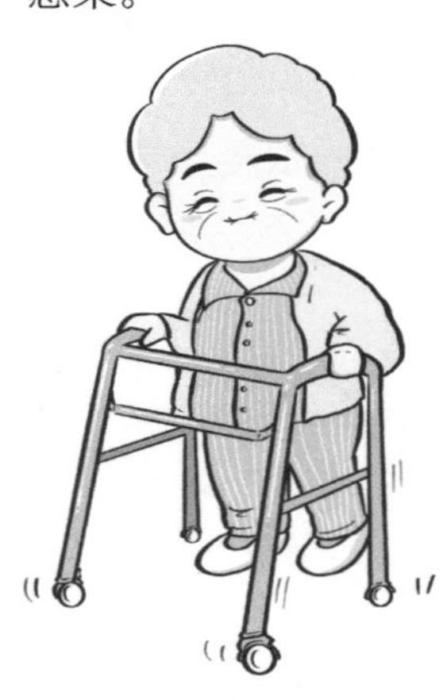

术后2～3天行膝关节X线检查，如无异常，患者应尽早下地，因为下地后下肢血液循环会加速，能很好地预防静脉血栓的形成。第一次下地活动时一定要注意安全，我们提倡先在床边坐一会，适应后再在习步架辅助和有经验的医生、护士帮扶下在床边站一会，如感觉尚可，无头晕等不适，可尝试行走等活动。行走时注意步态要小，且双脚和习步架之间保持一定的距离，这样才能保持稳定。有的老年患者体质比较弱，第一次下地时头晕等症状严重，则在床边站一会即可，不可操之过急。

术后1周内是手术创伤所致组织水肿期，一般关节周围肿胀比较明显，这个阶段下地活动不可过多，更多的是在床上进行肌肉和关节活动度锻炼。

术后1周以后，待关节肿胀减轻，根据肿胀和疼痛情况可以适当增加下地活动的时间和次数。

出院时要求达到的康复目标：膝关节能完全伸直，屈膝达到100°以上（个别特殊的患者除外）；能完成勾脚抬腿动作。

· 膝关节置换术后康复锻炼主要有两方面：股四头肌力量锻炼和关节活动度锻炼。具体在住院期间可以做哪些锻炼呢？

（1）卧床情况下可以进行勾脚绷腿、勾脚抬腿锻炼，适当翻身和坐起，避免久卧。

（2）经医生允许后，尽早下地。

（3）在伤口无明显渗出的情况下进行关节活动度锻炼。

71 人工膝关节置换术后，多长时间可以出院？

一般人工膝关节置换术后 3 天左右即可转往康复病房，术后 2 周左右在康复医院拆线后就可以出院。在康复病房，重点锻炼膝关节活动度和股四头肌的力量。如果膝关节能基本伸直、屈曲活动度达到 90° 以上，伤口干燥无渗出，体温基本正常，则患者和家属在医生的指导下掌握康复锻炼的基本要领后就可以出院了。

72 术后早期可以坐长途车或飞机回家吗？

人工膝关节置换术后可以坐长途车或飞机回家。但考虑到术后早期膝关节仍有肿胀，长时间坐车可能会加重膝关节肿胀，坐长途车时建议间断抬高下肢。

73 人工膝关节置换术后何时才能恢复日常用药?

由于麻醉的关系，很多时候麻醉医师会限制患者术后 6 小时内进食，一旦过了这个时段，患者就可以恢复平时用药，尤其是治疗高血压、心脏病的药物更需要及时恢复。

由于术后会应用抗凝药物，平时服用的阿司匹林、氯吡格雷（波立维）、华法林等则不需要服用，待术后应用的抗凝药物停用后再恢复这些药物的使用。另外，对于糖尿病患者，为了更好地控制血糖，术后可能会使用一段时间短效胰岛素针剂，这时平时应用的降糖药或中效胰岛素等需要根据内分泌科专家的意见进行调整。有些患者平时服用免疫抑制剂可降低身体抵抗力，可能增加感染风险，应该咨询医生，看是否需要暂停使用一段时间。

74 出院后有哪些注意事项?

（1）预防跌倒和外伤。

1）术后 6 周内扶习步架保护。

2）术后 6 周内肌腱尚未完全愈合，最好穿防滑鞋，浴室铺防滑垫。

3）关节完全康复后也需要预防跌倒和外伤，防止人工关节周围发生骨折。

（2）预防感染：不仅要关注手术关节部位的情况，当身体其他部位出现感染灶时，也需要积极处理，以防感染通过血液传播到人工关节部位。

虽然人工关节置换术后感染多发生在术后 1 年内，但笔者也接诊了不少术后七八年甚至十余年发生假体周围感染的患者。有的是因为肺炎或尿路感染后发生了关节假体周围感染，有的是因为皮肤破溃或疖、丹毒等软组织感染没有及时处理，有的是因为拔牙后没有及时使用抗生素预防感染等。

（3）康复锻炼：人工关节置换术后需要半年至1年的康复期。在此期间需要坚持进行康复锻炼。注意上午多练，下午少练，晚上不练。

在康复锻炼的过程中，应根据关节肿胀、疼痛的情况调整锻炼量。在术后6周至3个月的康复锻炼过程中，通常关节会出现轻中度疼痛、肿胀现象。如果经过一个晚上的休息，症状明显缓解，则不必担心；否则应该休息，减少锻炼量。如果症状明显，可以在锻炼后进行冰敷，外用或口服非甾体抗炎药（NSAID），如扶他林等。

（4）注意人工关节的“保养”，定期复查，避免从事重体力劳动。

· 出院后注意事项：

（1）预防跌倒和外伤。

（2）预防感染。

（3）坚持康复锻炼，上午多练，下午少练，晚上不练；积极应对关节疼痛和肿胀。

（4）注意人工关节的“保养”，定期复查，避免从事重体力劳动。

第四篇

出院后常见问题和对策

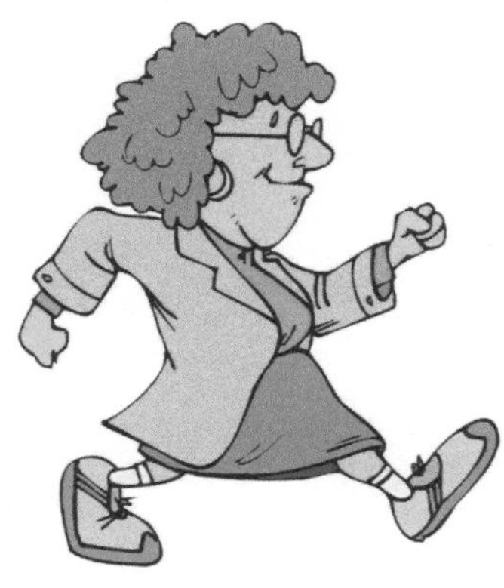

75 出院后如何进行康复锻炼?

出院后的康复锻炼仍然围绕肌肉力量锻炼和关节活动度锻炼两个方面进行。

人工关节置换术后的康复期一般为半年至 1 年。

术后 1 周内是手术创伤所致的组织水肿期，一般关节周围肿胀比较明显，这个阶段下地活动不要过多，更多的是在床上进行肌肉和关节活动度锻炼。

术后 6 周内是肌腱等软组织愈合期，在此阶段下地活动一般需要扶习步架或拄双拐，注意避免跌倒。

术后 3 个月内是手术创伤瘢痕化阶段，是关节活动度锻炼的“黄金时期”，应尽可能在术后 3 个月内达到目标关节活动度；若错过了这个阶段，再想加强关节活动度的锻炼则难度将非常大，效果也不太好。

术后 3 个月至 1 年是人工关节与人体的“磨合期”，在这个阶段应该根据患者关节疼痛和肿胀情况逐渐增加行走活动的锻炼，以促进人工关节的“磨合”。随着人体对人工关节的适应，患者的人工关节功能将会越来越好，活动也会越来越自如，甚至患者可能会忘记自己的关节接受过人工关节置换术。

出院回家后在康复锻炼过程中关节也会出现疼痛。当康复锻炼强度过大时，疼痛可能会比较明显，甚至影响睡眠。在这种情况下，应适当减少康复锻炼的量，配合使用镇痛药物。如果在康复锻炼后关节局部温度较高，可以冰敷以减轻疼痛。

在康复锻炼的过程中一点也不疼痛是不可能的，如果康复锻炼所引起的疼痛和肿胀对睡眠没有明显影响，且经过一晚上的休息可以基本缓解，则这种强度的康复锻炼就是合适的。

· 膝关节置换术后康复锻炼主要有两方面：①肌肉力量锻炼；②关节活动度锻炼。

· 膝关节置换术后的康复期一般为半年至1年，分阶段康复要点如下。

（1）术后1周内：肿胀期，适当下地活动，主要在床上进行肌肉力量和关节活动度锻炼。

（2）术后6周内：继续加强肌肉力量和关节活动度锻炼，下地扶习步架保护。

（3）术后3个月内：康复锻炼的"黄金时期"，继续加强肌肉力量和关节活动度锻炼。

（4）术后3个月至1年：磨合期，逐渐增加行走活动，促进人工关节与人体的"磨合"。

76 人工膝关节置换术后康复锻炼应该达到什么标准?

人工膝关节置换术后康复锻炼的目标主要有3个。

（1）增强股四头肌的力量。判断股四头肌力量达到标准的简单方法：当患者进行勾脚抬腿锻炼时，通过勾脚绷腿动作可以将膝关节完全绷直，则说明股四头肌力量已达到标准。还可以观察大腿的粗细，如果患者对侧膝关节相对健康，手术侧大腿前方肌肉不如健侧粗大，说明需要继续加强锻炼。股四头肌力量越好，走路就越稳。

（2）膝关节能完全伸直。在平躺情况下，膝盖后方能贴住床面，说明膝关节已经能完全伸直。

（3）膝关节弯曲超过100°。这个标准因人而异，一般来说，术前活动度越好，术后经过康复锻炼能达到的度数也越高。术后膝关节弯曲越高，表示患者术后膝关节的功能就越好，完成穿鞋袜、穿裤子、坐起、上下台阶甚至下蹲等动作就越自如。

· 膝关节置换术后康复锻炼的目标：

（1）股四头肌力量：勾脚抬腿可以将膝关节完全绷直，并坚持30秒以上。

（2）膝关节能完全伸直。

（3）屈膝超过100°，特殊情况除外。

77 人工膝关节置换术后什么时候可以上下楼梯?

人工膝关节置换术后早期，由于肌肉力量尚未恢复，不建议上下楼梯。术后6周以后，随着肌肉的愈合和肌力的增强，可以尝试上下楼梯。起初要借助拐杖和扶手等工具，并在家属陪同保护下进行。对于单侧膝关节手术的患者，上台阶时“好腿”先上，下台阶时术腿先下，为便于记忆，可称为“好上坏下”。两步一个台阶。双膝同时换关节的患者，则哪条腿恢复得更有力，哪条腿就是“好腿”。

怎样判断换了膝关节的腿的肌肉力量已经足够强大，可以进行上下楼梯锻炼呢?

告诉您一个简单办法：如果不需要双手支撑，仅依靠双腿的力量就能从坐位站起来，说明可以开始上下楼梯锻炼了。

上下楼梯锻炼不仅能使患者的腿部肌肉变得更有力量，同时还能改善身体平衡能力。

78 人工膝关节置换术后多长时间可以不用借助习步架、拐杖等辅助工具行走呢?

人工膝关节置换术后多长时间可以不用借助习步架、拐杖等辅助工具行走，主要看股四头肌力量恢复情况。一般术后6周左右可以不用借助习步架、拐杖等辅助工具而正常行走。

79 复查重要吗?什么时候回医院复查?复查需要拍X线片吗?

定期复查很重要。我们购买的汽车尚且需要定期进行保养和检测，更别说置入人体的人工关节了。

人工关节置换术后复查的时间节点为术后6周、3个月、6个月、1年，术后1年后须每年复查一次X线片观察假体的情况。

术后6周的复查主要看伤口和功能康复情况，一般不需要拍X线片。如果关节活动度康复效果不好，可以通过麻醉状态下手法推拿进行改善。

术后1年内关节抗感染能力相对较弱，需要除外感染发生风险。术后3个月、6个月、1年的复查是看康复的效果并进行相应指导，同时是要除外感染的发生。需要每次复查X线片观察假体的情况。

定期行X线检查，并将X线片保留好，医生可以根据这些X线片进行前后比较，判断人工关节有无磨损、松动、感染等，并据此早期处理。

- 术后复查很重要，复查时间为术后6周、3个月、6个月、1年。
- 术后1年后每年复查一次X线片观察假体的情况。

80 门诊复查不方便时，是否可以网上或电话复查？

回门诊复查不方便的患者，如果恢复情况良好，无明显疼痛、伤口红肿、渗出等特殊不适，可以在当地医院进行 X 线检查。

如果需要找自己的手术医生进行网上或电话复查，需要提前和手术医生沟通，获取手术医生的联系方式。

需要注意的是，人工关节置换术后 3 个月内，患者最好能来门诊复查一次，以便医生评估患者康复锻炼的效果，必要时进行相应的处理。

81 患者出现哪些情况时必须尽快和医生联系？

患者出现以下情况时必须尽快和医生联系。

（1）可疑的感染征象：如伤口愈合后又出现红肿、皮温升高，甚至渗出等。

（2）不明原因的膝关节疼痛。

（3）摔伤后出现膝关节疼痛。

（4）膝关节屈曲活动时反复弹响，甚至膝关节卡住动不了。

患者出现以上情况时不可讳疾忌医，虽然不一定有大问题，但需要经过医生的甄别。

82 金属安装在体内后，以后坐飞机过安检或做磁共振怎么办？

住院期间，患者可以办一个“关节置换证明卡”；或者每次上飞机前带上出院诊断证明。

现在的人工关节假体材料一般都是非磁性的，不影响磁共振检查。

如果需要，可以找手术医生开具一份相应的证明材料。

83 出院后手术关节一直肿胀、发烫，正常吗？

刘大妈两个月前在笔者所在医院换了一侧的膝关节，原来的膝关节有十分严重的骨关节炎，手术以前走不了100米就会关节疼痛。现在，走路时膝关节倒是不痛了，但是出院回家后一直肿胀，用手摸着还有点发烫，尤其活动后，到了下午更严重，有时小腿也肿，请问这正常吗？

这种现象在换了膝关节的患者中十分常见。由于手术的创伤及人工关节假体的异物反应等，手术后很长一段时间都会出现关节肿胀、发烫的症状。这种肿胀一般术后前几天最严重，通常1周后会逐渐减轻，但完全消失需要3～6个月甚至更长时间。这是因为，一方面手术本身造成的伤害完全愈合需要一段时间；另一方面体内装入的人工关节毕竟是外来异物，一段时间内，人体对该异物会有排斥反应，引起膝关节肿胀、发烫。这种反应因人而异，有些患者术后6周就好了，有些患者则需要更长时间。但随着组织的愈合及机体对人工关节的适应，肿胀一定会消失。

· 人工关节置换术后关节肿胀、发烫是正常现象，且会逐渐减轻，一般会持续到术后3个月至半年。

84 伤口摸起来疙疙瘩瘩，偶有黑线头冒出，怎么办?

人工膝关节置换术后有时伤口会有黑线头冒出，很不舒服，这是由于皮下的缝线未能吸收，而且距离皮肤表面太近，作为一个异物被人体从伤口排出。出现这种情况时不必惊慌，可以耐心地等待线头自行排出，也可以请医生帮助将线头拔出。在线头排出的过程中，可以定期外用酒精消毒，并用无菌敷料贴敷和口服抗生素，以免引起伤口感染。

· 术后伤口有黑线头冒出，可能还会有渗液，这是皮下的缝线未能吸收所致。
· 在线头排出的过程中，可以定期外用酒精消毒，并用无菌敷料贴敷和口服抗生素，以免引起感染。

85 人工膝关节置换术后膝关节疼痛仍不能缓解，怎么办?

人工膝关节置换术的一大目的是解除疼痛，如果术后仍残留持续的疼痛，那么手术效果将大打折扣，所以无论是患者还是医生，都必须对术后关节疼痛予以重视，积极寻找原因，寻求解决之道。

尽管人工关节置换技术已经很成熟，但仍有患者术后对手术效果不太满意，其中多数是因为术后仍有膝关节疼痛。

术后前 6 个月内的疼痛多由手术创伤、血肿、组织反应等造成。随着伤口愈合、血肿吸收，疼痛会逐渐消退。这段时间是新关节磨合阶段，锻炼很重要。如果疼痛影响功能锻炼，需要找医生积极处理疼痛，必要时可以使用镇痛药等。总体来说，术后疼痛是随着时间的推延，程度越来越轻。当然，患者个体、病情都不一样，术后恢复也有差异，大部分患者术后3个月疼痛都能得到缓解，也有个别患者术后需1～2年疼痛才能完全消失。

需要注意的是，如果术后疼痛一直没有缓解，或者反而逐渐加重，或者晚上也痛，休息时不动也痛，这时就应该停止锻炼，到医院复查，检验血常规、红细胞沉降率和C反应蛋白，必要时还要做核素扫描以排除关节感染。

少数患者术后6～12个月时关节疼痛缓解仍不理想，对于这类患者，除了检查人工关节安装得好坏、锻炼过程中是否有周围韧带损伤外，医生还会检查患者的腰椎。很多有骨关节病的老年患者会同时伴有腰椎问题。部分患者换关节后，两腿能伸直，活动也多了，之前因不活动而被掩盖的腰椎问题也就浮现出来。

· 膝关节置换术后，在排除了术后早期手术创伤相关的疼痛后，应排查感染或腰椎疾病等原因引起的疼痛。

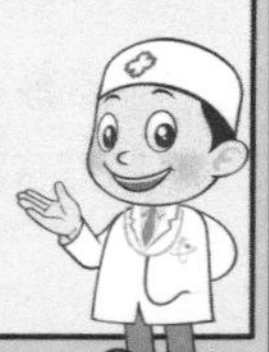

86 人工膝关节置换术后膝关节周围有皮肤麻木、窜电感，这是怎么回事?

老冯几天前刚做了人工膝关节置换术，开始功能锻炼之后，总觉得膝盖外侧巴掌大小的区域“发木”，掐一下也没什么感觉，有时还会有窜电感的疼痛，这可把她急坏了，急忙找手术医生咨询，经医生解释之后，她才放心。

换完人工膝关节后，经常有患者感觉膝盖外侧局部皮肤麻木，虽然不影响走路，但是总觉得别扭。这是因为在手术切开皮肤过程中会不可避免地损伤一些小神经、小血管，其中有一根很小的神经刚好从内向外跨过膝关节，它专门负责膝关节外下方的皮肤感觉。行膝关节置换术需切开膝关节处的皮肤，那么一定会牺牲这根“苦命”的小神经，术后一定会出现一小块皮肤感觉迟钝，就像手术一定会留下瘢痕一样，不必大惊小怪。

小的神经有再生可能，过一段时间，少部分患者皮肤会恢复感觉，绝大多数伤口外侧下方会留下一个硬币大小的皮肤麻木区域。我们可以使用一些营养神经药物，如 B 族维生素，以促进神经再生。

但是，如果有脚趾或足背的皮肤麻木，而且伴有勾脚无力，这就需要警惕了，因为可能损伤了较大的神经，最常见的是腓总神经损伤，会导致第一脚趾区域的麻木和不能勾脚，这时需要做肌电图、诱发电位等检查以明确诊断，及时治疗。绝大多数腓总神经损伤的患者在 3 个月左右会逐渐恢复。

- 膝关节置换术后几乎所有的患者都会出现膝关节外侧周围皮肤麻木、窜电感，这与皮肤切口导致局部皮神经损伤有关。
- 随着皮神经的修复，皮肤“发木”的区域会逐渐缩小，最后可能会残留硬币大小的一块“发木”区域。

87 人工膝关节置换术后小腿总是肿胀，正常吗？

有的患者术后除了膝关节肿胀以外，脚踝、小腿也会肿胀，尤其是下地活动后肿胀更明显。

这种现象在换了膝关节的患者中很常见。这与手术有关，手术切开关节，一定会切断很多小静脉，对于这些小静脉，手术医生会仔细止血，但不会手术完毕后再重新缝合接通。我们知道，静脉是血液回流到心脏的通道，因为术中受到人为的破坏，术后一段时间内，会有小腿静脉回流不佳、血液循环较差的情况，从而引起患者小腿水肿。活动时肌肉需要更多的血液来提供营养和氧气，也就是更多的血液会流向小腿，而又得不到及时回流，这就是活动后或到了下午小腿更肿的原因。对老年人来说，他们本身血液循环功能就比较差，术后恢复就相对慢一些。根据笔者的临床观察，大多数患者术后 3 ～ 6 个月，随着康复锻炼，新的静脉能够重新建立起来，腿肿现象也会逐渐消失。

一般来说，如果患者只换了一侧的人工关节，肿胀也应该只有一侧，这类患者如果出现两侧小腿都有水肿，则要注意了，需要检查患者是否有其他问题，有时心、肝、肾等脏器出现损伤及机体营养不良等问题也会引起术后小腿水肿。最好请内科医生会诊。

有术后小腿水肿的患者，要坚持康复锻炼，不要因为怕水肿而放弃活动。相反，活动可以更好地促进静脉血管的重新建立。活动以少量多次为原则，每次活动后将下肢抬高，同时活动踝关节，加快血液回流。

·膝关节置换术后腿肿是正常的，一般术后 3 ～ 6 个月会逐渐消失。

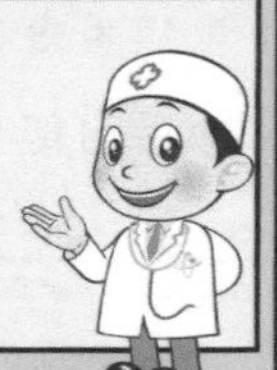

88 人工膝关节置换术后总感觉关节活动不灵活、紧绷，正常吗？

人工膝关节置换术后比较长的一段时间，患者可能会有关节活动不灵活、紧绷的感觉，这是正常的。因为人体需要一段时间来进行人工关节磨合和适应。随着机体的恢复，这种感觉会逐渐减轻并消失，一般这个过程长达半年到 1 年。

还有的患者可能会感觉膝关节后面的筋绷得紧，勾脚抬腿绷直膝关节时感到膝关节后面疼痛。患者可能会担心：手术以前也是膝关节后面的筋绷得紧、膝关节后面疼痛，怎么做完手术还这样呢？会不会是手术效果不好，手术白做了？

这个问题在前面已经探讨过，在这里再补充一点。因膝关节病需要做关节置换的患者一般都有 5 年、10 年甚至 20 余年的膝关节疼痛、活动受限病史。长期关节疾病会引起周围肌肉组织病变，导致肌肉萎缩、肌筋膜炎等，很多患者术前膝关节打弯、伸不直，相应的膝关节后面的肌腱也会缩短。换完人工关节后，关节的病变是去除了，关节畸形也矫正了，但是肌肉的病变仍然存在，需要一段时间才能恢复，所以对于膝关节屈曲挛缩、肌腱缩短的患者，术后屈曲挛缩得到矫正，膝关节能伸直了，但膝关节伸直时会形成对短缩肌腱的牵拉，导致膝关节后面的肌腱止点疼痛。

出现膝关节后面的筋绷得紧、膝关节后面疼痛等症状时，患者不要放弃膝关节伸直、勾脚抬腿的锻炼，如疼痛明显，则可以服用镇痛药物。一段时间后，随着肌腱长度的恢复和炎症的消退，这种症状也会逐渐消失。

- 膝关节置换术后感觉关节发皱、紧绷是正常现象。随着人工关节的磨合和适应，这种现象会逐渐减轻并消失，一般这个过程需要半年至 1 年。

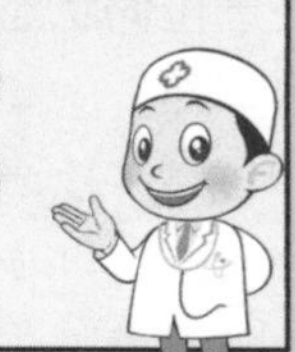

89 活动关节时，经常有响声，怎么回事？

人工膝关节置换术后有的患者活动膝关节时会出现“咯啦咯啦”

的响声，这是人工关节各个组件之间发出的机械性摩擦声，不必太在意。

还有的患者术后在屈伸膝关节过程中会出现弹响，这可能是膝关节软组织愈合过程中形成的纤维瘢痕组织与髌骨发生摩擦所致。部分患者观察一段时间后这种弹响会自行消失。如果弹响长时间不消失，甚至出现疼痛，影响膝关节功能或出现膝关节卡住动不了的情况，则需要进行检查，医生并做出判断，可能需要做膝关节镜微创手术以进行探查和清理。

90 人工膝关节置换术后仍然行走乏力，怎么办？

好多行人工膝关节置换术的患者在术后早期练习下地行走时感到大腿没劲儿，迈不开步，两腿发沉，总想休息，这其实是肌肉力量不足的表现。行走需要良好的大腿力量，也就是股四头肌的力量。股四头肌位于大腿前面，是人体最大的一块肌肉。好多关节炎患者因为术前的疼痛，下地活动很少，肌肉发生了一定程度的失用性萎缩。再加上有些患者的膝关节伸不直，股四头肌总是处于拉伸状态，好比一根橡皮筋，长时间处于拉伸状态，久之，皮筋的弹力就会消失。因此，股四头肌的力量自然下降。

对于这类大腿没劲儿的患者，应该加强股四头肌力量的练习，直到直腿抬高动作做好，行走自然就容易了。练习方法如同前面所述：患者平躺在床上，腿平放，先勾脚，然后绷直膝盖将腿抬起，抬离床面 30cm（图 90-1），保持约 10 秒，然后放下，再重复这个过程；如果躺在床上抬腿有困难，可以先只做勾脚、大腿绷劲儿的动作，不一定把腿抬起来；或者在他人帮助下把腿抬到一定高度，患者用力保持；或者患者可以坐在床边，把腿搭在床边，用稍长的带子绕在脚上，用手抓住带子，把腿提起来。

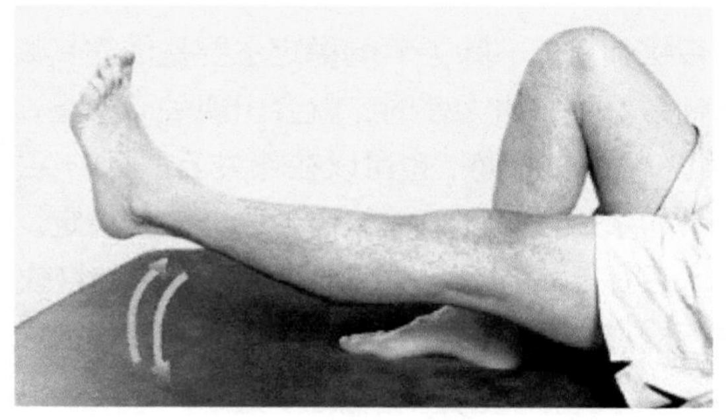

图 90-1　勾脚锻炼

为了能够在术后早期下地活动，术前数周就应该锻炼股四头肌的力量，这样才不至于耽误锻炼，也能加快恢复。

还有的患者，术前伴有严重的腰椎病变、走路时腿无力，甚至下肢发麻、疼痛，这些都是腰椎退变的症状。这些患者术后行走乏力可能是腰椎病变所致，在加强股四头肌锻炼的同时应进行腰椎病变的诊治。

· 膝关节置换术后行走乏力，提示需要继续加强肌肉力量锻炼，尤其是股四头肌的力量锻炼。

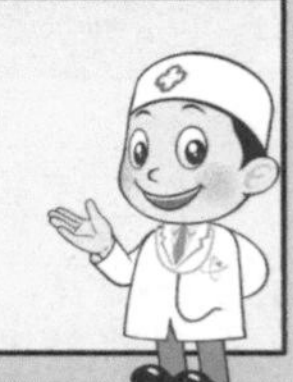

91 人工膝关节置换术后，行走时感觉关节不稳、腿打软，怎么办？

有的患者行人工膝关节置换术后，下地活动时感觉关节不稳，走路时关节时有打软，因此行走时小心翼翼，不敢迈大步。

这与术后早期膝关节周围肌肉力量比较差，以及长期的膝关节病变、畸形所致的韧带松弛有关。膝关节的稳定主要是依靠其周围的肌肉、韧带来维持。当韧带松弛、肌力差时，就会出现关节不稳。发生这种情况时，应该加强肌肉力量的锻炼，也可以在膝关节护具的保护下下地活动。随着肌肉、韧带力量的恢复，膝关节也会逐渐恢复稳定。

如果经过术后6～12个月的锻炼，患者仍有关节打软、不稳等症状，此时则需要进行检查。

·若膝关节置换术后行走时感觉关节不稳，可采取以下措施。

（1）术后早期继续加强股四头肌力量锻炼。

（2）如果经过术后6～12个月锻炼，关节仍有不稳现象，则需要进行检查。

92 人工膝关节置换术后关节伸不直、弯曲不到90°，怎么办?

人工膝关节置换术除了缓解疼痛外，其另一大目的是恢复膝关节正常的活动度。如果术后因为各种原因导致膝关节伸不直或弯曲不了，那将令手术医生和患者非常痛心。

换了人工关节后，患者的膝关节弯曲至少应达到100°，这样患者才能正常地完成上下楼梯、从坐位站起等日常动作。膝关节应该能伸直，否则会影响走路步态，走路时也容易肌肉疲劳。

需要注意的是，术后早期由于手术关节肿胀，膝关节可能伸不直、弯曲度差。随着肿胀消退，活动度将会改善。但如果手术后6～8周，手术关节仍伸不直、弯曲不到90°，则患者需要联系医生，可能需要在麻醉药的辅助下进行膝关节的推拿。一般来说，术后6～8周是一个时间节点，不要推延到术后3个月甚至半年以后才就医，此时关节周围瘢痕已经完全成熟老化，推拿治疗已经不起作用，恐怕只有重新打开关节。

所以，当术后关节伸不直或弯曲不到90°时，一定要尽早采取措施。如果错过康复锻炼的关键时期，效果将会很差。

· 膝关节置换术后关节伸不直、弯曲不到90°，应尽早联系医生采取措施。如果推延到术后3个月甚至半年以后才就医，则处理起来将会变得困难。

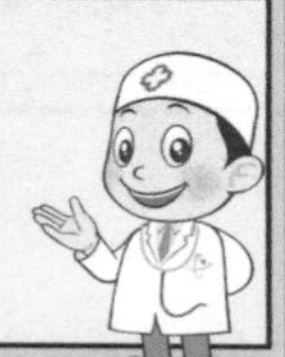

93 人工膝关节置换术后腰痛和脚踝痛加重了，怎么回事？

有的患者做完人工膝关节置换术，经过一段时间康复，膝关节不痛了，但是腰痛却加重了，或者脚踝痛，这是怎么回事呢？

这得从人体的结构说起。人体在站立或行走时，髋、膝、踝、足部构成了承重轴，这条承重轴通过骨盆与腰椎相连。所以，人体在站立或行走的过程中，腰椎、髋、膝、踝及足部都是连带的。一个部位出现了问题，则会使其他部位做出调整适应。一个典型的例子是，下肢不等长、长期跛行的人会连带出现脊柱侧弯、骨盆倾斜、髋内收、踝外翻负重等改变。

对于膝关节置换的患者来说，尤其是术前膝盖畸形比较明显的患者，手术后畸形矫正，意味着走路的步态和腰、髋、膝、踝、足部这个承重轴都要做出相应的调整与改变。在这个调整和改变的过程中，可能会出现腰痛、脚踝痛加重的情况。一般来说，这个过程大约持续1年。经过人体的适应，相应的症状会逐渐减轻。

· 膝关节置换术后腰部、脚踝等在站立、行走时需要做出相应的调整，可能会出现腰痛、脚踝痛加重，一般 1 年左右这种症状会逐渐减轻。

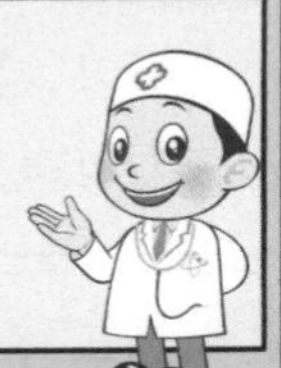

94 人工膝关节置换术后多长时间伤口可以沾水？

人工关节置换术后最怕感染，所以不少患者术后很长时间都不敢让伤口沾水，担心过早沾水会使伤口愈合不良、引起感染。那到底术后多长时间可以沾水呢？

一般来说，人工关节置换术后 2 周伤口就已愈合，可以拆线。但拆线后会出现针眼。拆线后 1 周，针眼封闭后就可以沾水了。拆线后 2 周，也就是术后 1 个月左右，痂皮自动脱落，就可以放心地洗澡、游泳、泡温泉了。

95 人工膝关节置换术后多长时间可以开车？

人工膝关节置换术后不用担心脱位的问题。所以，只要患者术后膝关节弯曲达到开车所需要的 90° 以上，膝盖肿胀和疼痛情况可以忍受，那么就可以开车。

刚做完手术时不建议长时间开车，因为这可能会引起膝关节不适，疼痛、肿胀加重，影响康复。

96 人工膝关节置换术后多长时间可以去旅游？

这主要取决于患者自身的恢复情况。如果术后走路很稳，长距离行走后膝盖疼痛、肿胀不明显，就可以去旅游。一般要到术后 3 个月至半年。

97 哪些患者出现术后感染的风险升高？如何预防术后感染？

千百年来，人类想尽各种方法生产出各种抗生素来阻止细菌的感染，但是细菌不断地产生耐药性，逃避抗生素的攻击。就这样，人类与细菌的斗争年复一年地进行着，但至今人类仍未获全胜，术后感染依然困扰着外科医生。

人工关节置换术后最怕感染。关节假体作为人体的异物植入体内，抗感染能力较弱，细菌、真菌等易在关节假体周围生长、繁殖。目前国际大量研究报道的数据统计显示，人工关节置换术后感染的发生率为 0.5% ～ 1%，人工髋关节置换术后感染发生率低于人工膝关节置换术，其中大部分发生在术后 1 ～ 2 年。笔者所在医院每年约行 2000 例人工关节置换手术，术后不幸发生关节感染的患者每年有 1 ～ 5 例。

人工关节置换术后，当身体其他部位出现感染灶时，需要积极处理，以防感染通过血液传播到人工关节部位。虽然人工关节置换术后感染多发生在术后 1 ～ 2 年，但笔者也接诊了不少术后七八年甚至十余年发生假体周围感染的患者。有的是因为肺炎或尿路感染后发生了关节假体周围感染，有的是因为疖或丹毒等软组织感染没有及时处理，有的是因为牙痛拔牙没有及时使用抗生素预防感染等。

大多数发生人工关节置换术后感染的患者为前文所述的身体抵抗力

较差的患者。所以，患者一方面要积极处理身体其他部位的感染灶，另一方面也应该积极地对影响自身抵抗力的因素进行调节，尽可能增强身体抵抗力。只有这样，才能最大限度地预防感染。

· 有许多影响身体抵抗力的因素可能会导致膝关节置换术后发生感染的概率增加，如高龄、营养状况差、糖尿病、类风湿关节炎、长期使用激素、术前使用免疫抑制剂、身体其他部位存在潜在感染灶等。

· 预防感染包括术前、术后预防两方面。

（1）术前：①血糖控制；②处理身体潜在感染灶；③调整激素或免疫抑制剂等用药；④避免在手术1个月前进行病变膝关节的穿刺治疗；⑤戒烟。

（2）术后：当身体其他部位出现感染灶时，需要积极处理。

98 万一关节置换术后关节感染了，怎么办？

人工关节置换术后感染是最为严重的并发症。一旦发生，处理起来会非常棘手，对于患者和医生来说都是极大的考验和煎熬。

一旦关节置换术后发生感染，治疗的目的主要是消除感染，其次才是维持关节功能。人工关节置换术后感染一般都需要进行手术干预，清除局部感染。

手术干预主要有以下几种，医生可综合考虑患者病情，采取适当的方法。

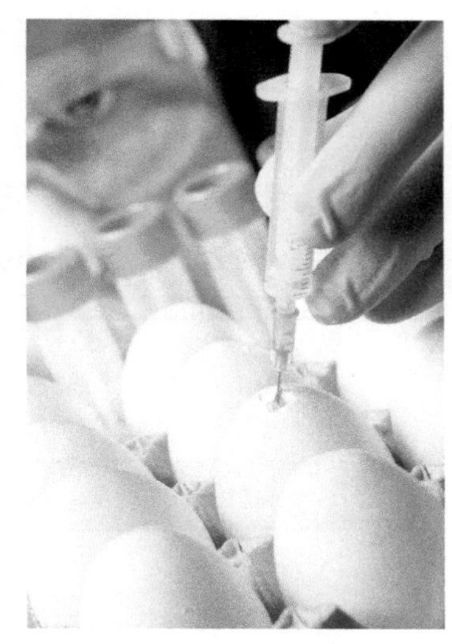

（1）当感染处于较早期，致病细菌明确时，可采用保留假体的治疗。重新打开关节，用消毒液、生理盐水等彻底冲洗关节腔，并清除坏死组织。有时患者病情严重，经受不了再次切开手术的打击，可考虑关节镜下冲洗。但是由于空间有限，清除不是很彻底，治愈率有限。所以，一般还是提议进行彻底的切开治疗。

（2）保留假体的治疗适用面较窄，成功率较低，所以很多情况下都要换新的人工关节，或者是在清除坏死组织后，卸下原来人工关节的同时换上新的人工关节；或者先清除感染组织，卸下原来的人工关节，然后往关节腔内放一块含有抗生素的骨水泥块，缝合伤口，一段时间后，感染得到彻底控制，再次手术重新放入新的人工关节。两种方法各有其适应范围，医生应根据患者情况进行选择。

（3）对于严重感染的患者，如骨缺损严重、反复感染、细菌毒力强，则只有选择关节融合、切除成形术来治疗感染。当感染危及生命时，甚至需要截肢来挽救患者生命。

术后感染一般发生在术后2年内，但个别患者在术后十几年仍然会出现，所以在做手术之前，患者一定要有思想准备。一旦发生感染，治疗的效果，一方面取决于细菌的毒力和生长繁殖情况；另一方面取决于治疗的时机。患者需要积极配合医生治疗，寻求解决之道，切不可有惊恐、怀疑、敌对的态度而拒绝合作。很多时候，感染并非人为因素造成，以当前的医学知识还很难预测，所以医患双方共同努力预防、治疗才是正道。

·如果术后患者出现伤口发红、有渗液及发热等可疑感染现象，一定要及早就医。

·人工关节置换术后感染虽然很棘手，但通过早发现、早治疗，绝大多数都可以治愈。

99 人工膝关节置换术后可以下蹲吗？

人工膝关节置换术后能否下蹲取决于患者术后膝关节所能达到的屈曲角度。一般需要达到屈膝120° 以上才能较好地完成下蹲动作。术后屈膝角度的恢复主要取决于两个因素：一是患者术前的屈膝角度；二是患者术后康复锻炼的效果。如果患者术前屈膝就不太好，术后要想练到屈膝120° 以上会比较困难。另外，患者在术后进行康复锻炼时，一定要遵从医嘱。手术医生最清楚患者术中的情况。例如，如果术中麻醉下患者的膝关节可以弯曲到120° 以上，那么其术后坚持一下应该也能达到这个度数。

蹲起动作对膝关节的磨损比较大，过多地下蹲可能会影响人工关节的使用寿命。因此，通常不建议患者手术后过多地做下蹲动作。

100 人工关节置换术后应该多活动还是少活动？人工关节需要省着用吗？

人工关节毕竟是机械的，理论上说，用得越多，磨损也会越多。但是，如果因为担心磨损而不敢活动，甚至连日常的行走都进行限制，那大可不必。

一方面，人工关节假体材料已有了很大进步，耐磨性较以前有了进一步提升；另一方面，根据数十万例的随访数据，人工膝关节置换术后 20 年仍有 90% 的患者人工关节还可以使用，术后 30 年下降至 80%，也就是说，大多数人工膝关节可以使用 30 年以上。这还只是二三十年前的人工膝关节假体材料的统计结果，相信目前的人工关节效果会更好。

因此，对于六七十岁的人工膝关节置换患者，一般不对其日常活动做过多限制，正常走路、旅游是没有问题的，只要注意预防感染和摔倒就可以。但对于 60 岁以下、体力活动较重的患者，医生会嘱其注意省着点用，别做剧烈的重体力活动，但日常行走之类的活动是没有问题的。